食用主义系列

# 健康 食用主义

王唯 / 编著

一句话叫做“吃得怎样，你就怎样”。吃得健康身体就健康；
得不健康，身体就不会健康。饮食是人生命和健康的依赖和基
，膳食结构与营养的好坏，不仅对人体的生长发育、体质强弱及
年益寿等产生重要的影响，而且也与某些慢性病的发生、发展
转化有着密切的关系。

江西科学技术出版社

**图书在版编目(CIP)数据**

健康食用主义/王唯编著;—南昌:江西科学技术出版社,2009.4(2013.4重印)
(食用主义系列)
ISBN 978-7-5390-3138-5
Ⅰ.①健… Ⅱ.①王… Ⅲ.①食品养生-合理营养-基本知识
Ⅳ.①R151.4
中国版本图书馆CIP数据核字(2013)第066019号

国际互联网(Internet)地址:**http://www.jxkjcbs.com**
**选题序号:**ZK2008039
**图书代码:**D08062-102

**健康食用主义** 王唯 编著

---

**出版发行** 江西科学技术出版社
**社址** 南昌市蓼洲街2号附1号
邮编:330009 电话:(0791)86623491 86639342(传真)
**印刷** 北京一鑫印务有限责任公司
**经销** 各地新华书店
**开本** 850mm×1168mm 1/16
**字数** 250千字
**印张** 15
**版次** 2013年6月第1版第2次印刷
**书号** ISBN 978-7-5390-3138-5
**定价** 29.80元

---

**赣版权登字**-03-2010-95

# 前言

现代社会，人们的物质生活越来越丰富。伴随着物质生活的不断丰富，生活水平的不断提高，各种慢性疾病也随之而来，对人体的健康造成了很大的威胁。因此，关爱生命和关注健康成为人们最关切的焦点之一。

所以会出现这种“生活水平和慢性病成反比增长”的结果，一个最主要的原因是现代社会快节奏的紧张生活使人们的生活方式有了很大的改变，因此，导致身体健康出现问题。

一个人身体的健康，是各种因素的综合体。遗传、环境、医疗、生活方式等各种因素都对健康起着重要的作用。在这些因素中，最能够为自身所掌控，而且对于健康最为关键的是生活方式这一因素。而在生活方式中，最主要的就是饮食健康，其重要性远远超过了医疗因素。

所以，要保证健康，就要从改善生活方式入手，首要的就是要关注饮食健康。

西方有一句话叫做“吃得怎样，你就怎样”，意思是你吃得健康你就健康；吃得不健康，你就不健康。膳食的营养与结构的好坏，不仅对人体的生长发育、体质强弱、工作效率及延年益寿等产生着重要的影响，而且也与某些慢性病的发生、发展与转化有着密切的关系。营养的缺失，使人们已经并可能继续为健康付出巨大的代价。

目前，由于人们营养、饮食知识的缺乏，食物的选择和搭配的不合理、不科学使营养不良症，特别是营养过剩症等导致的体重超重者越来越多、慢性疾病的发病率大幅地提高，严重地影响着人们的身心健康。据

2004年卫生部公布的《中国居民营养与健康状况调查》结果显示，我国的高血脂症、高血压、冠心病、糖尿病、脂肪肝等患病人数在迅速地上升。其中成人高血压患病率为18.8%，高血脂的患病率为18.6%，估计全国患这两种病的人数均达到了1.6亿多。另外，全国还有2000多万人患糖尿病，另有2000多万人患空腹血糖异常，过早地患上慢性病，使人们的健康寿命不长；还有数千万的人处于亚健康状态之中，这都要引起我们的重视。不少社会精英英年早逝，这一切都给我们敲响了健康的警钟！要警惕以饮食为重心的不良的生活方式，对人们的健康造成了巨大的负面影响。

营养决定健康。饮食是人生命和健康的依赖和基础。然而，在食物空前丰富的今天，当人们面临各种选择时，却显得有些茫然——吃什么，怎么吃，吃多少？诸如这类问题对很多人来说还远没有解决。

正是为了能够让人们能够有一个健康的饮食方式，获得一个健康的身体。我们编写了这本《健康食用主义》。之所以取这个名字，一方面这个名字表明了饮食对于健康的重要意义；其次，是取“实用”之意，在编写时坚持“一切从实用出发”的指导思想，尽量能够使读者从本书中获得实用、有效、科学的饮食知识。

基于这个出发点，本书不仅介绍了各种营养常识、各种食物的营养价值，介绍了各种健康的饮食方式，而且还介绍了各种人群最适宜的饮食方式、各种常见病的健康饮食方式等等。可以说，都是围绕着“健康和实用”这个指导思想进行的，希望我们的努力能够对您的饮食健康、对您的身体健康能够有所帮助。

健康饮食的学问博大精深，内涵丰富，非一两本书就能够涵盖的，加之水平有限，书中遗漏失误之处在所难免，所以衷心地希望营养健康专家以及热心的读者能够批评指正，使我们能够改正提高，将工作做得更好。

编　者

# 目 录

## 第1章 饮食是健康的基础

## 第2章 食物是最好的营养师

## 第3章 健康和美味一个都不能少

## 第4章 做自己的家庭营养师

## 第5章 厨房里的营养课堂

## 第6章　科学饮食的“三大纪律八项注意”



## 第7章　个性化饮食，为健康加分

## 第8章 饮食是最好的医生

# 第1章　饮食是健康的基础

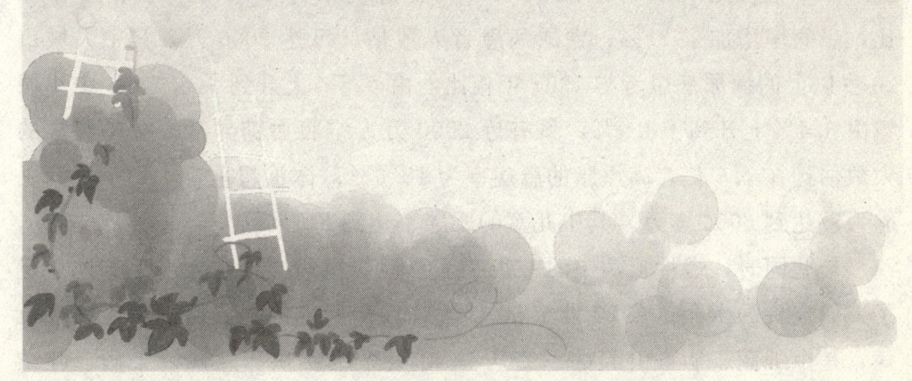

# 健康从饮食开始

## 1. 慢性病也“流行”

随着人们的生活水平的大幅提高，人们吃得也越来越好。但是，同时而来的还有各种各样的“富贵病”。“三高症”（高血脂、高血糖、高血压）和“三大杀手”（心血管病、脑血管病和癌症）等慢性疾病正严重地威胁着人们的健康和生命安全，而且呈日益蔓延流行之势，患病率比10年前大幅提高。“富贵病”给人们带来的是失去健康的痛苦。

2004年10月12日，国家公布的《中国居民营养与健康现状调查》报告显示，近年来，我国居民膳食状况有了明显改善，但同时高血压、糖尿病、高血脂等慢性疾病患病人数在迅速地上升。

这些疾病已经成为我国居民健康的主要危害，发病率逐年上升，而且患者年龄不断下降。据2002年的不完全统计，估计成人高血压患病人数达到了1.6亿，比1991年增加了7000万，患病率为18.8%，与1991年相比，患病率增加了31%；糖尿病患者人数估计已达2000万，其中大城市20岁以上的糖尿病患者与1996年相比，由4.6%上升到了6.4%，中小城镇由3.4%上升到了3.9%，另有近2000万人空腹血糖异常。血脂异常的人数估计在1.6亿，高血脂的患病率为18.6%；体重超重者达到2亿，肥胖人数达到6000多万，其中儿童的肥胖率达到8.1%。

与此同时，慢性疾病中的一些“杀手型”疾病，也在无声无息地夺走了人们宝贵的生命。在20世纪50年代，人们所患的主要疾病是传染性疾病，是由细菌、病毒引起的“穷病”，呼吸系统疾病、急性传染病、肺结

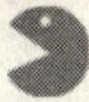

核等疾病占据了疾病的前三位，而心血管病（心脏病）、脑血管、恶性肿瘤仅占总患病人数的 17.3%。到 20 世纪末，心血管病（心脏病）、脑血管病、恶性肿瘤一跃排在疾病的前三位，达到患病总人数的 64%，其发展迅速令人吃惊。

跟一些欧美国家对比，虽然我们是发展中国家，但是在慢性病增长的速度上是非常快的。于是有人惊呼：慢性病也“流行”！

以“三高症（高血脂、高血糖、高血压）”和“三大杀手（心血管病、脑血管病和癌症）”等为代表的“富贵病”，严重地威胁着人们的健康和生命安全，对人类的健康和生命带来了巨大的威胁。

据 2001 年卫生部统计中心公布，心、脑血管病、恶性肿瘤这三大疾病的死亡率占人口总死亡率的百分比：城市为 62.47%，农村为 50.19%。当前三大杀手的死亡率占人口死亡率的 64%，我国每年死于心脑血管病的人数约 300 万人，死于恶性肿瘤的人数约 150 万人。调查发现，心脑血管疾病和癌症也是危害老年人健康和生命的主要杀手，占老年人死亡率的 70%以上。这些“杀手”正成为威胁人类生命和健康的巨大危险。

其实，“富贵病”并不是一个科学的称谓，之所称“富贵”，主要是由于它的病因得名的。“富贵病”最主要的一个病因就是不健康的生活方式。这个不健康的生活方式包括饮食不平衡、运动少、工作压力大、酗酒、吸烟等，其中最主要的是饮食不平衡。

科学的生活方式能够延年益寿，而不科学的生活方式则会导致疾病，使人们付出极大的代价。如果我们能够建立起以合理膳食为核心的科学生活方式，人类的平均寿命将会增加将近 10 岁，使人们远离“富贵病”，让富贵病不再“流行”。

## 2. 饮食决定健康

如此众多的慢性病，包括肥胖、糖尿病、高血压、高血脂、痛风、脂肪肝以及心脑血管病和癌症等，这一系列慢性病的“流行”与泛滥，主要是由不良的生活方式造成的。1991 年第十三次世界健康大会已经明确地指出，现代社会的病因是不健康的生活方式造成的，其中 70%～80%的人死于生活方式病。由此，健康学家发出警告，如果人们不改变不健康的生活方式和行为，病就会不断地蔓延，不断地增加。

良好的生活方式可以防治疾病，而不良的生活方式可以致病。但是医学界的共识并没能成为大众的共识，很多人仍旧为不健康的生活付出巨大的代价，致使“富贵病”在人群中大肆蔓延和泛滥。

英国一家著名的医学杂志发表的研究报告更是明确地提出，在2000年的早逝人群中，有47%的人死于饮食失衡。

《中国居民营养与健康现状调查》报告指出，由于营养不平衡、膳食结构不合理，使慢性病的发展很快。从大的方面来说，营养不均衡、膳食结构不合理、食物搭配不当、饮食习惯不良、烹饪加工不科学、饮食卫生不注意、对特殊人群的营养不了解，是饮食存在的主要问题。

在当前人们的饮食结构中，谷物类食物摄入的少，而精细化食物摄入多；肉类食物摄入多，鱼蛋奶类摄入不足；蔬菜类食物摄入少，没有养成每天吃水果的习惯。这样就会使营养不合理，膳食不平衡，很自然地就带来了一些与膳食相关的慢性病。

从医学上说，高血压、糖尿病、肥胖症都是和居民的膳食结构关系密切的疾病，要想控制这些疾病的发病率，就要从日常的饮食习惯抓起，走健康饮食这条光明之路。

影响人们生命和健康的，除了遗传因素外，健康饮食是一个最为重要的因素。健康学家预言，只要我们真正地建立起以良好的饮食为中心的良好生活方式，人的寿命就可以大大延长，生命质量也会大大地提高。那时，发达国家人们的寿命将会增加4岁，而包括中国在内的发展中国家人们的寿命将会增加近16岁。

## 3. 健康饮食的五大特征

近年来的医学、营养学的研究证明，只有全面而合理的膳食营养，走健康饮食的道路，才能维护人体的健康。

健康饮食不仅对于防止营养缺乏症，而且对于预防许多的慢性病，如肥胖症、高血压、心血管病、糖尿病以及部分癌症，有着十分密切的关

系。流行病学的调查和动物实验的大量资料表明，高血压、冠心病、动脉硬化与膳食中的动物脂肪、胆固醇含量过高、糖和盐过多密切相关。此外，膳食中的热量、脂肪量过多与乳腺癌密切相关，脂肪量过多、纤维素含量太少与大肠癌也都有一定的关系。

营养学家们的研究认为：随着社会的发展进步和人们生活水平的提高，怎样才能吃得好、吃得合理，也就是说吃些什么食物，既能满足人们的营养需要、预防营养缺乏症，同时又可以预防心脑血管疾病、糖尿病、肥胖症和某些癌症等疾病的发生，这样的膳食就是健康膳食，它包括平衡膳食、合理营养、良好的饮食习惯以及科学的烹饪加工等。

营养专家指出，健康饮食应具有的五个特征：

**1. 氨基酸平衡**

营养中要能够为人体提供 8 种必需的氨基酸，并且其数量要有一定的比例。只有 8 种氨基酸的比例恰当，与人体所需要的比例接近时，才能有效地合成人体的组织蛋白。反之，则会影响人体对蛋白质的利用。

**2. 能增加免疫力**

健康的饮食，有助于提高人体的免疫力。一是能增加免疫系统用来消灭有害于有机体的两类免疫细胞，即 T 淋巴细胞和 B 淋巴细胞；二是帮助免疫系统识别并清除体内和外来的有害物质（细菌、病毒）及突变细胞（可变成癌细胞的细胞），并很快做出防御反应。

许多研究成果显示：一个强有力的免疫系统主要来自于均衡的营养和健康的饮食方式。所以我们可以说，营养决定了健康，营养均衡是健康之本。如果饮食不调，身体免疫力就会下降，就容易患上各种各样的病症。

**3. 有抗氧化的功能**

抗氧化过程是人体免疫系统的一个重要组成部分。我们都知道，氧气对人的重要性，在能量代谢过程中，氧扮演了很重要的角色，但它还能使极少的细胞变性形成具有强活性的高危险性分子，叫做自由基。自由基可以对身体产生巨大的伤害，它们能够攻击细胞中的 DNA、蛋白质和脂肪。自由基和人的各种常见疾病有关，包括心脏病、慢性炎症和肿瘤、衰老等。

4. **调节人体的酸碱度**

现代的研究使人们越来越认识到，人体酸碱的失衡也是导致人患诸多病症的重要因素。有统计表明，在人类已发现的1.2亿种疾病中，有30%以上是酸碱食物不当造成的。人体液的酸碱度的pH值为7.4时的弱碱性，是身体健康的保证。人体酸碱的失衡使现代慢性疾病增加，对人类威胁最大的，如高血压、高血脂、心血管疾病、糖尿病、癌症、痛风以及老年人常见的骨质疏松等。美国医学家、诺贝尔获得者雷翁教授称：酸性体质是百病之源。因此，健康的膳食应该能够调节人体的酸碱度。

5. **调节人体血糖**

健康膳食能够使食物在人体中消化时间长，吸收率低，葡萄糖释放缓慢，葡萄糖进入血液后的峰值低，下降的速度也快，能起到调节人体中的“好坏”胆固醇的含量和增加胰岛素的敏感性，调节人体内的血糖水平，不至于让血糖过快地升高，从而造成血糖波动很大，加重胰岛的负担，对于防治糖尿病、心血管病、代谢综合征、肥胖等慢性病有利。

## 4. 健康饮食的核心是平衡膳食

人体的健康需要多种营养素，而且这些营养素必须达到一个平衡的状态。平衡是健康饮食的核心，是人体健康的保证。平衡膳食是一种科学而合理的饮食。所谓膳食平衡，就是选择多种食物，经过科学调配出的膳食，能提供充足的热能和全面的各种营养素，而且膳食的供给与人体的需要之间能取得平衡，既不过剩也不欠缺；同时，各种食物之间能够保持合适的比例，相互配合而不失调，并能照顾到不同年龄、性别、生理状态及特殊条件下的情况，使食物的供给与人体的需求之间达到营养平衡。因此，平衡膳食是一种利于生长发育、维护身体健康而合理适当的膳食。

简单地说，平衡膳食的内容可归纳为六个字：“全面、均衡、适度”。就是使食物中所含各种营养素之间的比例适当，并使数量充足的各类食物间处于一个相对平衡的状态，避免营养过剩或营养缺乏的不良后果。

“全面”就是要求食物应该多样化，食物的种类越广泛越好，这是构成平衡膳食的基础。我们常用的食物大约有七大类，四十多个小类，单一

的食物不能满足人体的营养需要。例如鸡蛋虽然含有人体所需要的多种维生素，但是它含的纤维素极少，单纯吃鸡蛋就不能获得充足的营养。因此，建议每天要食用 5 大类，保证约 30 种或是更多种的食物。

“均衡”，就是强调各种食物之间的比例应合理，使之达到接近人体吸收并可维持生理健康的模式。

“适度”，是指各种食物的摄入量与人体的需要相吻合。过多或过少，都会影响人体的健康。

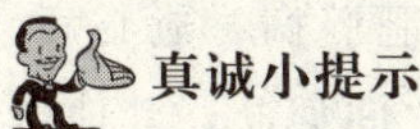

**真诚小提示**

根据各类食物的营养价值构成合理的饮食，是达到良好营养的关键。有适量的蛋白质、脂肪、碳水化合物、有充足的无机盐、有丰富的维生素、有适量的膳食纤维、有充足的水分等几个要求，是平衡饮食的有力保证。

## 5. 合理营养是健康的基础

膳食只有能够为人体提供合理的营养，才能有利于人体的健康，这是平衡膳食的一个重要特征。健康饮食能够提供人体所需的全面、均衡、适当的营养，这是保证人体健康的基础。

人的生命是一种物质和能量代谢的过程，在这过程中，需要发挥着不同作用的营养来完成的，人的健康是建立在合理的营养基础之上的。合理的营养应该提供给人体所必需的营养素，且种类齐全，数量充足，比例恰当。就目前所知，人体必需的营养素有 42 种，这 42 种中的任何一种都不能缺乏，都要对人体有充足的供应，否则生命就不能正常地进行，健康就得不到保证。

均衡是合理营养的一个重要的方面，膳食中诸种营养素之间的比例要恰当、要符合人体的需要。如碳水化合物（糖类）、脂肪和蛋白质等三大营养素为人体提供能量，并且三大营养素在代谢过程中又可以相互转化，但却不能完全互相代替，只有适当的比例才能够维持人体的健康。根据我国居民的膳食习惯，由碳水化合物（糖类）提供的能量以占总能量的 60%

～70%，脂肪提供的能量占20%～25%，蛋白质提供的能量占10%～15%为宜。若膳食中的碳水化合物含量太高，脂肪含量太少，膳食体积必然增大，但又不耐饿。蛋白质过少会影响生长发育、疾病康复和免疫功能，过多又会增加肝、肾负担。总之，三大营养素之间有个均衡问题。

如果摄入的糖类过多、脂肪过少会增加B族维生素的消耗，因为在糖类代谢过程中需要大量B族维生素，并会影响脂溶性维生素（维生素A、维生素D、维生素E、维生素K）的吸收，因为这几种维生素的吸收需要以脂肪作为溶剂。而摄入的脂肪过多、糖类过少是诱发肥胖病、冠心病、结肠癌、乳腺癌等“富贵病”的危险因素。三大营养素之间如此，其他微量营养素，如维生素之间、微量元素之间，乃至三大营养素与微量营养素之间等等，都有一个均衡问题。人体也只有做到营养均衡才能保证生命不息和身体的健康。

任何一种营养的过多、过少，都不利于人体的健康。过少可导致人体缺乏营养而致病，过多也会带来副作用，使人产生中毒的症状。因此，保持人体摄入适量的营养是十分重要的。

# “集体发作”的慢性病

## 1. 肥胖是现代“文明病”的领头羊

世界卫生组织早在 1997 年召开的肥胖咨询会就指出，人们生活水平的不断提高，体重增长和肥胖正成为对世界各国卫生事业的越来越大的威胁。肥胖是一种在发达国家和发展中国家都流行的慢性疾病，危害儿童和成年人。肥胖是指由于肠道毒热导致体内产生多余脂肪堆积而形成的疾病，它与多种疾病的发生密切相关，是诱发糖尿病、心脑血管病、高血压、胰岛素抵抗、胆结石、某些癌症的危险因素，此外，由此带来的健康问题还包括生殖与性功能障碍、负重关节的疾病、精神失常、意外伤害等。

世界卫生组织的报告指出，肥胖患者除了伴有高血压、高血脂和高血糖外，最容易发生糖尿病、心脏病和癌症。肥胖者比普通人群患糖尿病的危险性高 3 倍，患心脏病的危险高 2～3 倍，患癌症的危险性高 1～2 倍，患性生殖障碍的危险性高 1～2 倍。肥胖已经成为现代“文明病”的领头羊，肥胖已经成为了高血压、糖尿病、冠心病、高血脂等成年疾病的主要来源。

人在“发福”之后，会伴随许多的代谢变化，如血脂和脂肪水平增高导致动脉粥样硬化，肥胖给身体带来多方面不良的后果，如人体器官负荷加重、循环系统负担增加、身体散热受阻，心血管、胆道疾病及糖尿病发病率上升等。

所以说肥胖是现代“文明病”的领头羊，一点都不为过。

## 2. 代谢综合征：往往结伴而行

人到中年“发福”，在事业得意的同时，就在不知不觉中陷入了慢性病的“十面埋伏”之中。殊不知，肥胖会引发慢性病的高风险，一旦一个人的体重指数≥30，“代谢综合征”的患病风险将提高10倍。

在医学上，代谢综合征是以胰岛素抵抗为病理基础的多个代谢症候群，包括高血压、血糖异常、血脂紊乱和肥胖症等多种疾病在人体内集结的一种状态，主要为肥胖、高血糖、高血压、高脂血症、高尿酸、脂肪肝等等，它会直接导致严重心血管疾病的发生，并造成死亡。

医学研究发现，代谢综合征的临床特点是肥胖、血脂异常、高血糖和高血压四方面合并出现。有许多患慢性病的人同时表现有多种心血管疾病的危险因素，包括糖代谢障碍（空腹血糖受损、糖耐量异常、Ⅱ型糖尿病）、脂代谢异常（血甘油三酯浓度升高、极低密度脂蛋白浓度升高、高密度脂蛋白胆固醇水平降低）、高血压、向心性肥胖等，这大大增加了患慢性病的危险性。并且在人群中，完全没有这些特征表现的个体和同时具有3个及以上这些特征表现的个体占到绝大多数，而那些只有一个或两个这类表现的患者很少。

超重可以转化为肥胖，肥胖可以转化为高血压、高血脂、高血糖（“三高症”）以及高尿酸和脂肪肝，“三高”等症又可以导致人类“致命杀手”的糖尿病、心脏病和癌症（“三病”），“三病”给人的生命和健康带来了巨大的威胁。“代谢综合征”已明确为糖尿病和心血管病的先兆，其发生动脉粥样硬化病变的严重程度也高于一般人群，糖尿病与心血管疾病并存时，心脑血管事件发生率更高。正是基于以上原因，一些学者甚至将代谢综合征形象地喻为“死亡四重奏”（肥胖和“三高症”）。其中，血甘油三酯增高、向心性肥胖和糖耐量低减是构成“代谢综合征”的三大危险因素。以美国为例，其患有代谢综合征、高密度脂肪降低、血甘油三酯增高、糖耐量降低的患病率很高，而在中国等发展中国家，代谢综合征亦呈逐年增长的趋势，其中北方居民的患病率高于南方，分别为23.3%和11.5%，城市居民高于农村居民，分别为23.5%和14.7%。随着年龄的增

长，代谢综合征的患病率逐渐增加，日益对健康构成了严重威胁。

**真诚小提示**

由中华医学会糖尿病分会制订的适合中国人群的诊断标准中，只要具备超重或肥胖、高血压、高血糖和血脂紊乱4种疾病中的任何3个或全部组成部分，即可被诊断为代谢综合征。

• 你的血压是否超过140/90 mmHg。

• 你的空腹血糖是否超过6.1 mmol/L或餐后血糖超过7.8 mmol/L。

• 你的空腹血甘油三酯是否超过1.7 mmol/L或空腹HDL－C（高密度脂蛋白胆固醇）小于0.9 mmol/L（男）、1.0mmol/L（女）。

• 你的体重/身高的平方是否超过25kg /$m^2$。

如果以上4项中有你3项的回答为“是”，那么你就应当尽快去求医。根据中华医学会糖尿病学会建议的诊断标准，你已是代谢综合征患者。

## 3. 高血脂带来粥样动脉硬化

“心血管”是人体的生命之河，但是，随着生活水平的不断提高，人们的饮食结构也在不断发生变化，人们血脂的“河床”也“颇为无奈”地抬高。

高血脂带来粥样动脉硬化，是导致心脑血管疾病的元凶，发病率高，我国约有9000万人患有高血脂。高血脂非常危险，它是仅次于第一位“悄悄杀手”的高血压，而屈居第二位，被人称之为“无声的”杀手。

心脑血管病已经成为了人类的第一杀手，心脑血管疾病已经位于慢性病的首位，占患病人数的43.3%。心脑血管疾病有五大特征：发病率高、死亡率高、致残率高、复发率高以及患病快、康复慢。而肥胖、高血压、血脂异常都是心脑血管进一步发展的高危因素。

揭开了高血脂的面纱，有助于预防和治疗心血管病。高血脂是指血浆中的胆固醇、甘油三酯、磷脂和未脂化的脂酸等血脂成分增高的一种疾症。血脂过高的原因是进食含脂肪和胆固醇类食物过多。

现代科学证明，心脑血管病的病理基础是动脉粥样硬化，高血脂症则是引起动脉粥样硬化的罪魁祸首，过多的脂质沉积在动脉内壁上，形成许多粥样硬化斑。而随着斑块体积逐渐增大，使动脉腔越来越狭窄，弹性降低，血流减少，使人体组织器官处于缺血、缺氧状态。随着年龄的增长，日益严重的血液黏稠、血流缓慢，就有可能形成血栓，进一步损害器官，造成糖尿病、高血压、冠心病、脑中风。

美国的科研人员通过研究发现，每降低1%的血浆总胆固醇的浓度，就可以相对降低2%的心血管病的危险性；相反，每增加1%的血浆总胆固醇的浓度，心脑血管病的危险性就会增高25%。

以前人们认为，摄入过多的脂肪是造成高血脂的原因。事实上，如果人体肝脏调节胆固醇的机制正常，那么摄入脂肪多，脂肪合成也未必多。因此，体内脂肪合成代谢机制的正常与否，才是影响体内血清胆固醇含量的关键因素。这一切都与人体是否摄入合理的营养有关。人体营养不良，不仅使热量大增，而且破坏了人体微量元素摄入的平衡，是心血管病的重要原因。

### 4. 脂肪肝：和代谢综合征一脉相承

脂肪肝是指由于各种原因引起的肝细胞内脂肪堆积过多的病变。正常肝内脂肪占肝重的3%～4%，如果脂肪含量超过肝重的5%即为脂肪肝，严重者脂肪含量可达40%～50%。脂肪肝的脂类主要是中性脂肪——血甘油三酯。高血脂症、高胆固醇血症与脂肪肝关系密切，其中以甘油三酯血症关系最为密切，绝大多数常伴有肥胖、糖尿病等症。

医学研究表明，脂肪肝与体重特别是内脏型肥胖、血脂紊乱、血糖和血压升高等密切相关，常与代谢综合征的组成成分和并发症并存。男性发生脂肪肝的风险为女性的2.6倍，每增加1项代谢综合征指标（高腰/臀围比、高血糖、高血压和血脂异常），脂肪肝的危险性显著增加。即使是非肥胖的个体，其体内较高的胰岛素水平及糖耐量异常也在脂肪肝的发病中起重要作用。

胰岛素抵抗和糖代谢紊乱可能是脂肪肝的原发病因。胰岛素抵抗可导致肝细胞内脂质堆积，形成第一次打击。氧化应激可导致脂质过氧化损

伤，引起脂肪性肝炎，形成第二次打击。脂肪性肝炎持续存在就可能形成进展性肝纤维化，即各种致病因素引起肝脏损害和炎症，因此，脂肪肝是对肝脏发出的警告。现在已公认肝纤维化是大多数慢性肝病所共有的病理特征，是各种慢性肝病向肝硬化发展的主要中间环节，如果肝纤维化得不到及时治疗，必将发展为肝硬化，导致肝脏功能丧失。

在美国占成人23%的代谢综合征的人群中，有高达74%的人出现了甘血油三酯增高，而在中国上海成人中血甘油三酯者占29.3%。脂肪肝的治疗主要是针对基础疾病和脂肪肝而进行，包括病因治疗、饮食与运动干预、控制体重、改善胰岛素抵抗和控制血糖以及调节血脂异常等。

## 5. 糖尿病“引燃”心血管病

作为一种全身代谢性疾病，糖尿病被人们称为“甜蜜的杀手”，它正在成为一种严重威胁人类生命健康的慢性非传染性疾病。近年来的大量科学研究发现，糖尿病不仅会引起患者血糖升高并由此导致一系列的并发症，同时糖尿病人罹患心血管病的危险也明显增加。其实，多数心血管患者高危人群伴有糖尿病代谢异常，但在临床上并不一定表现为糖尿病，这一点通常会被人所忽视，但实际上病人已经表现出血脂异常、高血压等危险因素，并由此导致心血管损伤。

医学研究表明，与条件相当的非糖尿病病人相比，男性和女性糖尿病病人其心血管病死亡危险性分别增加2～3倍和3～5倍。在分析心肌梗死病人中，伴有糖尿病的病人，猝死和严重心血管意外的危险性增高。早在1999年，美国心脏病学会就明确提出“糖尿病是心血管病”。美国糖尿病协会（ADA）也指出，糖尿病和心血管病为等危症，也就是说糖尿病患者发生心肌梗死的危险与已患心肌梗死患者再发生心肌梗死的危险是同等的。

2004年公布的欧洲25个国家、110个中心对4961例冠心病患者的研究报告指出，高达2/3的冠心病患者合并糖耐量受损（IGT）或糖尿病，其中急性心血管患者有36%为糖耐量受损者，22%为新发糖尿病患者；而病情较稳定的心血管病患者中，有37%为糖耐量受损者，14%为新发糖尿病患者。在合并急性冠状动脉综合征人群、合并周围血管疾病人群、猝死人群、仅仅合并心血管危险因素人群，也发现其中 2/3 为高血糖病人。

医学研究发现，有些糖尿病患者的心血管疾病并不是在糖尿病发病以后才发生的，而是先发生心血管疾病以后才出现糖调节异常，直至发生糖尿病。可见，心血管疾病患者是糖尿病的高风险人群。打个比喻来说，高血压是“悄悄的杀手”，高血脂是“无声的杀手”，体内血脂每升高 1%，患心脑血管病的风险就增加 2%。同样，糖尿病是“甜蜜的杀手”。每个代谢综合征的危险因子都具有独立的致病的作用，可使发病率倍增。如果几个“杀手”并存，则会使发病率呈几何倍数增加。

了解糖尿病是心血管病，对糖尿病患者是至关重要的。糖尿病患者一定要改掉多年来持有的“治疗糖尿病，不就是降血糖”的旧观点，治疗糖尿病不但要控制血糖，而且还要防治心血管病。

因此，对于上述慢性疾病的治疗，必须超越传统的单纯“降糖”、“降脂”等观念，而应基于对代谢综合征的整体治疗，将各种情况综合考虑，并采取相应措施。这样做的目的是，突出强调对代谢综合征的早期干预，以延缓糖尿病、心血管病等的发生和发展，由此凸显心血管疾病和糖尿病等慢性疾病防御前线的进一步前移。

**真诚小提示**

糖尿病患者，由于胰岛功能减退，胰岛素分泌绝对或相对不足，胰岛素不能在饮食后随血糖升高而增加，不能起到有效的降血糖作用，于是血糖就超过正常范围。此时，若再像正常人那样饮食，不进行饮食控制，甚至过度饮食，就会使血糖升得过高，并且会对本来就分泌不足的胰岛组织产生不利影响，使胰岛功能更加减退，胰岛素的分泌更加减少，从而使病情进一步加重。所以，对糖尿病人要合理地进行饮食控制，尽可能地改善胰岛抵抗。

## 6. “高血压就是糖尿病”

说“高血压就是糖尿病”，大概很多人都不会认可这种说法。从表面看，高血压、糖尿病，包括高血脂、痛风、脂肪肝以及肥胖等“富贵病”，

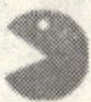

有着各自不同的发病机理以及病理变化。说他们是一回事，的确有点“风马牛不相及”。

其实，如果换个角度来看，这些疾病的确还就是一回事：这些疾病的患者大多是肥胖或者体重超标。如果有其中一种疾病，那么其他的疾病离你也就不远了。

我们可以用 2004 年的一份调查来说明这个问题。据调查，2004 年北京市各大医院治疗的高血压、高脂血症以及冠心病患者中，有 25%的病人患有糖尿病，而在糖尿病患者中，单纯的糖尿病患者不足一成，却有高达四成的患者合并患有高血压或高脂血，有一半的患者同时患有高血压和高脂血症。

从这个意义上来说，说“高血压就是糖尿病”或者“糖尿病就是高血压”，的确一点不为过。其实，在 20 世纪初，美国心脏学会和美国糖尿病学会就明确提出了“糖尿病就是心血管疾病”，并且得到国际医学界的一致认可。在 2004 年度欧洲心脏病学会和欧洲糖尿病研究学会联合会议上，医学专家就指出，临床上已经诊断的Ⅱ型糖尿病仅仅浮出水面的冰山一角，更大的隐患在于包括肥胖、高血脂、高血压等在内的代谢综合征。

所以，对于这些威胁人类健康的“隐性杀手”的治疗，必须超越传统的单纯“头痛医头，脚痛医脚”的做法，从整体上来综合考虑。

这样做，无疑就使得健康饮食、科学生活方式在其中扮演着最重要的角色。

# 了解一点营养常识

## 1. 营养来自每天的饮食

由于生活水平的提高，人们日益关注“营养”，但是不见得真正地懂得“营养”。直到自己“富贵病”加身或是被告知“营养过剩”，才知道自己的营养出了问题，仿佛营养是损害自己健康的罪魁祸首一样。因此，他们就不敢吃这，不敢吃那。其实，这是自己限制自己的营养，自己和自己过不去，是一个十分严重的误区。

那么，在这一过程中，营养究竟扮演着什么样的角色？

人体的一切活动和健康都是以营养为基础，营养又是靠摄取食物获得的。所以，让我们首先来看一看食物究竟会给人体带来什么。

食物能给人体提供维持其活动所需要的热量。人和汽车、机器一样，有了热能，才能进行正常的活动。食物在人的体内通过一系列的生物化学变化，可以产生人体所需要的热量，来维持人体正常的走、站、跳、睡觉等活动以及维持神经系统传导。人在生长发育期或活动量增加时，人体需要消耗掉更多的热量，如果营养不足，就会影响机体的生长发育和对疾病的抵抗能力。

这些营养还是人体的“建筑材料”，正是由它们来构成了人体的组织和器官，如骨骼、肌肉、牙齿和血液。各种组织的不断更新和修复，也需要食物来提供营养。

食物能给人体提供大量维生素、纤维素和微量元素，而这些都是人体必需的。人体如缺乏维生素 $B_1$ 会引起脚气病，缺乏维生素 C 可引起坏血

病，缺乏微量元素硒可引起癌症，缺乏微量元素锌可引起生长发育迟缓。人体对这些营养素需要量不大，但必须保证从饮食中得到全面补充，否则会导致疾病的发生。

食物能为人体提供免疫物质。有些食品含有大量免疫物质，经常食用，能增强人体抵抗力，对婴幼儿、老年人、体弱者尤为重要。

食物能提供大量抗菌以及抗癌物质。不少的食物中含有大量抗菌物质，如革兰氏阳性球菌、革兰氏阴性杆菌有明显的抗菌作用，对其他的菌种都有明显的抑制和杀除作用。有些食物经常食用，可以预防癌症的发生。

食物能调整人体的物质代谢，使人体的合成与分解代谢平衡。有些食物补益的作用大，可以增加人体的抵抗力，或能降低血液浓度，或有利于冠心病和血管硬化的防治；茶叶具有抗凝血与使纤维蛋白溶解的作用，不但对动脉粥样硬化、高血脂症、高纤维蛋白元素血症有明显的治疗作用，而且对胃炎病人的血凝状态和纤维蛋白沉积均有良好的治疗作用。

食物能调整人体内环境的相对恒定，参与维持正常的渗透压、酸碱平衡等一系列的生理变化活动，保持机体的正常运转。

食物能提供大量的激素和酶，并保证这些激素和酶能够正常发挥作用，对促进人体的正常发育、预防性功能减退及改善更年期障碍等症状，降低疾病发生率发挥着重要的作用。

人是铁，饭是钢，一顿不吃饿得慌。人这一辈子，少了一顿都不行。科学家统计过，人一生以70岁计算，包括饮水在内，一共需要摄入大约60吨食物。如此巨大的食物，足以改变人的健康走向。只有合理饮食，健康饮食，才能够有益健康，延长寿命，提高生命的质量和情趣。否则，就会反受其害。

## 2. 蛋白质：生命的基石

蛋白质是与各种形式的生命活动紧密联系在一起的物质。机体中的每一个细胞和所有重要组成部分都有蛋白质。可以说，蛋白质是生命的基石，没有蛋白质就没有生命。

人体内蛋白质的种类很多，性质、功能各异，但都是由20多种氨基酸按不同比例组合而成的，并在体内不断进行代谢与更新。吃进的蛋白质在体内经过消化分解成氨基酸，被吸收后在体内重新按一定比例组合成人体蛋白质，同时新的蛋白质又在不断代谢与分解，时刻处于动态平衡中。因此，食物蛋白质的质和量、各种氨基酸的比例，关系到人体蛋白质合成的量，尤其是青少年的生长发育、孕产妇的优生优育、老年人的健康长寿，都与膳食中蛋白质的量有着密切的关系。

蛋白质是一切生命的物质基础，没有蛋白质，生命也就不存在了。那么，蛋白质有哪些作用呢？

构造人的身体。蛋白质是一切生命的物质基础，是肌体细胞的重要组成部分，是人体组织更新和修补的主要原料。人体的每个组织，如毛发、皮肤、肌肉、骨骼、内脏、大脑、血液、神经、内分泌等都是由蛋白质组成，所以说，蛋白质造就人本身。蛋白质对人的生长发育非常重要。特别是0～1岁儿童对蛋白质的摄入要求很高，对儿童的智力发展尤为重要。

修补人体组织。人体数百兆亿的细胞始终处于永不停息的衰老、死亡、新生的新陈代谢过程中。例如年轻人的表皮28天更新一次，而胃黏膜两三天就要全部更新。所以，一个人如果蛋白质的摄入、吸收、利用都很好，那么皮肤就是光泽而又有弹性的。反之，人则经常处于亚健康状态，组织受损后，包括外伤，不能得到及时和高质量的修补，便会加速机体衰退。

维持肌体正常的新陈代谢和各类物质在体内的输送。载体蛋白对维持人体的正常生命活动是至关重要的，可以在体内运载各种物质。比如血红蛋白——输送氧（红血球更新速率250万/秒），脂蛋白——输送脂肪、细胞膜上的受体，还有转运蛋白等。

蛋白质还能维持机体内的渗透压的平衡及体液平衡，以及维持体液的酸碱平衡。

为人体提供免疫物质。例如白细胞每七天就更新一次。当蛋白质充足时，这个部队就很强，在需要时，数小时内可以增加100倍。它能够增强人体抵抗力，对婴幼儿、老年人、体弱者尤为重要。

构成人体必需的催化和调节功能的各种酶。我们身体有数千种酶，每

一种只能参与一种生化反应。人体细胞里每分钟要进行 100 多次生化反应。酶有促进食物的消化、吸收、利用的作用。相应的酶充足，反应就会顺利、快捷的进行，我们就会精力充沛，不易生病。否则，反应就变慢或者被阻断。

激素的主要原料。具有调节体内各器官的生理活性。胰岛素是由 51 个氨基酸分子合成。生长素是由 191 个氨基酸分子合成。

构成神经递质等物质，维持神经系统正常功能：味觉、视觉和记忆等。

胶原蛋白。占身体蛋白质的 1/3，生成结缔组织，构成身体骨架。如骨骼、血管、韧带等，决定了皮肤的弹性，保护大脑（在大脑脑细胞中，很大一部分是胶原细胞，并且形成血脑屏障，保护大脑）。

提供给人体热能。每克的蛋白质在体内氧化分解可以产生大约 4000cal 的热量。

**真诚小提示**

人类所需蛋白质有两大类：一类是完全蛋白质，包括必需氨基酸在内的所有氨基酸，奶类、肉禽蛋和鱼虾的蛋白质属此类；另一类是不完全蛋白质，所含氨基酸数量不足，且缺乏某种必需氨基酸，植物蛋白即属此类。所以，吃素不但不能长寿，还会造成营养缺乏，引起贫血、免疫力下降、骨折、浮肿等疾病。

### 3. 脂肪：热能最高的营养素

脂肪是产生能量最高的一种营养素。1g 脂肪所产生的热量，比同质量的蛋白质和脂肪所产生的总能量还要高，可以高达 9kg。脂肪分解时产生较多的水，故它在供能同时，还可以“自动供水”。脂肪中的磷脂、固醇是形成新组织和修补旧组织、调节代谢、合成激素不可缺少的物质。脂肪是脂溶性维生素 A、维生素 D、维生素 E、维生素 K 等的溶剂，可以促进它的吸收。脂肪摄入不足，可能导致脂溶性维生素的缺乏。

脂肪还给人体提供必需脂肪酸，这是一种人体必需的能合成胆醇酯和磷脂的成分，以及构成细胞膜和合成人体前列腺成分的物质。可延长食物在消化道内的停留时间，利于各种营养素的消化吸收。多数芳香物质都是脂溶性的，脂肪有利于提高食品的香气和味道，以增进食欲。

作为热量的不良导体，脂肪还是人体的天然保护屏障，具有保温效果，有助于体温的保持，对内脏起着一定的固定作用。内脏器官包裹在其中，碰撞时可起缓冲作用。因此，有人称脂肪为人体的“热垫”和“软垫”。皮下脂肪能够防止体热散失，还能阻止外热传到体内，有助于维持人体体温的恒定。

膳食中的脂类来自食物和烹调用油。对脂类营养素的摄入和选择方面，应注意摄入量能满足人体对亚油酸等必需的脂肪酸和脂溶性维生素等脂溶物质的需要，一般成人每日50g左右即可。

脂肪是重要的营养物质，是食物的一个基本构成部分。摄入过多的饱和脂肪酸，容易诱发心脑血管病，会导致肥胖症，还将诱发高血压、糖尿病等。

对于以植物油作为食用油的人，一般不会出现脂肪缺乏症。只要在膳食中补充一定量的ω－3不饱和脂肪酸，便可以预防高血脂症和老年痴呆症。在婴幼儿、儿童及青少年的饮食中，补充适量的ω－3不饱和脂肪酸，可提高他们的智商和记忆力。

**真诚小提示**

饱和脂肪酸（不含双键的）和不饱和脂肪酸（含双键的）应比例合理。有人主张不饱和脂肪酸要占总脂量2/3。一般动物性脂肪中饱合脂肪酸含量比植物性脂肪中含量高，所以，最好能保持动、植物脂肪的适当比例。

## 4. 糖类：人体的能源库

这里所说的糖类并不是平常我们吃的糖果，而是一种营养素，不仅存在于我们的食用的白糖、糖块中，还存在于各种食物中。

糖类可以说是人体的能源库，是人体的主要供能物质，人们从食物中

摄取的糖量比蛋白质都多。在正常的情况下，人体60%～70%的能量都是靠糖类来供应的。

糖类包括单糖、双糖、多糖和膳食纤维。单糖类主要是指葡萄糖和果糖，人体可以直接吸收。此外，还有半乳糖、甘露糖、肌醇、戊糖、阿拉伯糖及木糖等。双糖类主要为蔗糖、乳糖、麦芽糖。糖类的甜度按高低顺序依次为：果糖、蔗糖、葡萄糖、乳糖。多糖类，一类是可被人体消化吸收的，如淀粉、糊精、动物糖原等；另一类是不被人体消化吸收的，如食物纤维、半纤维素、木质素和果胶等。我们平时吃的食物所含的糖类，主要是以淀粉形式贮存于食物中。食物经胃液消化后，在小肠内分解为单糖，其主要的成分就是葡萄糖。

糖类和其他的营养素一样参与生命活动，是细胞膜以及肌体的重要的组成部分，而且它还能维持正常的神经功能。

为人体提供热能的糖类，是人的生命活动和生产劳动的动力源泉，是人体最主要的热量来源之一。人体中所需要的热能60%～70%都来自于糖类，特别是人的大脑，血中的葡萄糖是其唯一的热能来源，当血糖过低时，可造成休克、昏迷，甚至死亡。

糖类构成肌体组织和参与细胞多种代谢活动。在所有的神经组织和细胞核中，都含有糖类物质，糖蛋白是细胞膜的组成成分之一，核糖和脱氧核糖参与遗传物质的构成。此外，它还参与脂肪的氧化，脂肪氧化时，必须依靠糖类供给热能，糖类不足时，脂肪氧化不完全，就会产生酮体，甚至引起酸中毒。因此说，“脂肪必须在糖类中燃烧”。所以，食用足够的糖类，对于分解脂肪十分的重要。糖类可以保护肝脏。肝脏是解毒器官，肝脏内糖原充足时，肝脏对由某些化学毒物（如酒精等）以及由各种致病微生物引起的有害物质有较强的解毒能力，可使肝脏免受有害因素的损害，保持肝脏的正常解毒功能。

**真诚小提示**

我们饮食的一半应该由糖类组成。含有复杂糖类的食物有谷类、豆类、马铃薯、白薯及一些水果和干果，它可为人体提供必需的维生素、矿物质和食物纤维；而含有简单糖类的食品有糖、蜂蜜、普通汽水和一些含酒精的饮料，它只为人体供应热量，不含人体所需的基本营养素。

## 5. 能量不平衡，疾病易上身

如同汽车飞驰需要汽油一样，人体的一切生命活动也要有能源才能够活动。人体通过食物获得的能量，来维持体温和进行正常的生理活动。细胞生长、繁殖以及自我的更新，营养物质的运输、代谢，废物的排出等都需要能量。即使在人体处于睡眠状态时，呼吸、消化、内分泌、循环系统的生命活动都需要消耗能量。

人体能量的摄入与消耗之间总是处于一种动态的平衡之中，称为能量平衡。如果体内摄入的能量大于消耗的能量，能量处于正平衡状态，即能量过剩，这时过多的能量就会转化为脂肪在体内储存起来。如果体内摄入的能量小于消耗的能量，能量处于负平衡状态，即“入不敷出”，这时体内储存的能量就会“调动”起来提供能量，体重就会因此而减轻。在正常的情况下，我们应该使能量的摄入与消耗大体持平。

如果人体长摄入的能量长期不足，则就会消耗人体储备的糖原、脂肪和肌肉，严重者可能使骨髓肌退化、人的抵抗力下降、神经衰弱、贫血、精神恍惚等病症；如果长期摄入的能量过多，加之活动量又少，热量就会在体内转化为脂肪而储存起来，会使人出现中心性肥胖和超重，进而诱发脂肪肝、高血压、痛风、冠心病、胆结石等病症。

# 庞大的维生素家族

## 1. 性情不同的维生素兄弟

维生素的英文译名叫做维他命，它含有“维持生命的元素”之意。确实，维生素是维持人体生长与生命活动必需的一种有机化合物，是人体新陈代谢的催化剂。如果我们把人类的身体比喻成汽车或是一部机器，那么维生素就是润滑油。这类物质既不是构成人体的材料，也不是能量的来源，但体内能量的转换和代谢调节都离不开它。

维生素有一个庞大的家族，每一种个体的化学结构差异很大，功能又多种多样，所以不方便用结构性质或功能来分类。目前通用的方法，是按溶解性质将其分为脂溶性和水溶性两大类，分别叫做脂溶性维生素和水溶性维生素。脂溶性维生素主要指维生素 A、维生素 D、维生素 E、维生素 K 等。因为它们都溶解于脂肪而不溶于水，所以叫脂溶性维生素。水溶性维生素只溶于水而不溶于脂肪，包括所有的维生素 C 和所有的 B 族维生素。

此种物质在体内不能合成或是合成量不足，必须依靠食物的供给。维生素与糖类、脂肪、蛋白质和水分的营养元素不同的是，当人体内的维生素缺乏或吸收、利用不当时，会导致特定的维生素缺乏症或综合征。

人体缺乏维生素 A 会引起眼部疾病、消化道及泌尿生殖系统疾病，甚至影响正常发育；缺乏维生素 B 族，如人体内维生素 $B_1$ 缺乏时，会影响糖代谢的正常进行，导致神经组织的能量供应发生障碍，引发多发性神经炎（即脚气病）；缺乏维生素 $B_2$，人体会出现各种皮肤炎症；缺乏维生素

D，儿童会患佝偻病，成年人则会发生骨质软化症……

维生素按用途可分为治疗用维生素和营养补充用维生素。治疗用维生素需按缺乏症选择，一般用单品种，缺什么补什么，用量采用治疗量。如维生素 A 用于治疗夜盲症；维生素 $B_1$ 用于治疗脚气病；烟酸用于治疗糙皮病；维生素 C 用于治疗坏血病；维生素 D 用于治疗佝偻病等。各种维生素在上述这些方面充当着重要角色。

## 2. 为什么要补充维生素

如果一个健康的人，在日常的饮食中能够做到营养的“全面、均衡、适度”，谷类，蔬菜、水果，禽肉的适量搭配，就能保证每日的营养所需，一般情况下也就不需要再靠其他的方法补充。

不过，实际的情况并不是如人们想象的那么理想，我们往往难以避免维生素损失的情况。

食物中的维生素容易因各种的烹调方法和食物的储存方法不同而可能导致损失，而且损失量很大。损失情况低的可以到 30%～40%，高的甚至到 90%。例如维生素 C 是水溶性的成分，所以在洗菜时，很容易丢失；维生素 C 还怕高温，烹调时温度过高或加热时间过长，例如炖菜、砂锅等，蔬菜中维生素 C 会大量破坏；维生素 C 还容易被空气中的氧气氧化，蔬菜、水果存放的时间越长，维生素 C 受到的损失就越大。所以，理论上吃进了一些蔬菜、水果，但实际上维生素的补充是不够的。

再加上很多人的工作压力和生活节奏跟以前也不一样，精神紧张的、劳动负荷重的也会造成维生素的损失。而且现在人们很难做到真正的饮食平衡，都会缺乏维生素，所以单靠饮食补充维生素恐怕是不行的。

女性在妊娠、哺乳时，对维生素的需求量都会增加，单靠食物的供给不一定能够得到保证。

人在大量出汗、长期大量使用利尿剂等使维生素排出增多。在人有某些疾病的时候，如消化不良、腹泻等，都会影响到人体对维生素的吸收和利用。

为了身体健康，补充维生素和微量元素是必要的。补充维生素要按自

己的实际需要，在医师的指导下，选择治疗用维生素或是营养补充用维生素。最好选用单一的维生素，这样就可以有很强的针对性。可以根据自己的缺乏症状进行选择，在身体缺哪种维生素时就补哪种维生素。如有夜盲症时，要用维生素 A；发生脚气时，要用维生素 $B_1$；出现糙皮病时，要用烟酸（维生素 $B_3$）；有坏血病时，要用维生素 C；发生佝偻病时，要用维生素 D。及时正确地补充维生素之后，可以有效地补充人体维生素的不足，从而防止各种疾病的发生。

除维生素 D 外，所有维生素都不能在体内合成，必须由食物供给。维生素的食物来源比矿物质的食物来源更为广泛，它几乎蕴藏在所有的动植物食品中，如各种蔬菜、瓜果、粮食作物、菌类以及动物肝脏等，而且大量摄取这些食物，也不必担心会出现过量中毒的现象。但值得注意的是，食物中的维生素容易随着加工、运输等大量丢失，要尽可能地减少维生素的损失。在使用维生素药物制剂时，应注意安全用量，要在国家规定的安全范围内补充，以免引起不必要的身体损害。

不过，对于一般的人来说，在平衡膳食的基础上，能够科学地补充维生素都是必要的。

**真诚小提示**

维生素服多了也致病。维生素——不管是水溶性还是非水溶性的，绝对不是无害、无副作用的药物。也绝不能按照“多吃多受益”的想法大剂量服用。对于维生素，老祖宗们的那句话也是适用的：是药三分毒。

## 3. 维生素 A：视力的坚强捍卫者

维生素 A 又名视黄醇，它对于维持人的视觉功能有着重要的作用。它参与了视网膜细胞内视紫红质的合成。视紫红质是人们从亮处进入暗处时，能看清物体的一种重要成分。如维生素 A 缺乏，视网膜细胞内视紫红质含量下降，从亮处进入暗处或黄昏时就看不清东西，导致人适应黑暗的能力下降。严重时，可以导致夜间不能视物，这便是“夜盲症”，民间称为“雀目眼”。

维生素 A 能够维护皮肤和呼吸道、消化道、泌尿道黏膜等上皮细胞的完整。维生素 A 缺乏时，上皮细胞退化，黏膜分泌减少，出现皮肤干燥、粗糙，毛囊角化、眼结膜干燥、发炎等病变。由于呼吸道黏膜受损，这又是容易感冒的原因之一。

维生素 A 还能促进幼儿的生长及骨骼的发育。这可能与维生素 A 促进合成蛋白质和骨骼细胞的生长有关。如果缺乏，可能影响儿童和青少年的生长、生殖功能，特别是骨髓发育不好的，将影响长高。

它能够增强免疫力。由于维生素 A 有增强免疫力的作用，因此，维生素 A 缺乏时，机体的免疫力下降，可能使人体对传染病的抵抗能力降低，容易发生上呼吸道感染，儿童表现得特别明显。

人们日常生活中的维生素 A 有两个来源，一个是来源于动物性食物中的视黄醇；另一个是来源于植物性食物中的 β－胡萝卜素。β－胡萝卜素是维生素 A 的前体，吸收后，在体内可以转化成维生素 A。但 β－胡萝卜素在人体内的消化率和转化率都很低。一般进入的维生素 A 只有 1/6 能通过转化而被人体吸收。

维生素 A 含量丰富的食物，以动物肝脏含量最高，鱼肝油、鱼子、全奶以及奶制品、蛋类含量较高，蛋黄、牛奶、奶油中含量也很丰富。许多蔬菜、水果都含有胡萝卜素，而黄、绿色的蔬菜中如胡萝卜、南瓜、西葫芦、辣椒和菠菜、韭菜、豌豆苗、苜蓿、青椒、莴苣叶、金针菜等的含量较为丰富。需要注意的是，维生素 A 是脂溶性的维生素，如果长期大量地摄入，可能在体内蓄积引起中毒。中毒症状为食欲减退、头痛、视力模糊、急躁、落发、皮肤干燥、腹泻、恶心、肝和脾肿大；孕妇如摄入过量维生素 A，有可能生育先天畸形的婴儿。

维生素 A 是构成视觉细胞内感光物质的成分，维生素 A 缺乏时，对弱光敏感度降低，会形成暗适应障碍，重症者会产生“夜盲”。而且由于角膜、结膜上组织的病变，可导致干眼病、角膜软化以及角膜溃疡、角质化等一系列变化，角膜发炎严重者，常可导致不可逆转的失明。

对于经常在夜间或是在光线较暗的环境中的工作人员，还有每日长时间使用电脑的人，或是从事需要视力集中的人员，都要特别注意随时补充维生素 A 。另外，对于处在高温或是严寒中的人，因对维生素的需求量比

较大，也应注意补充。还有患某些疾病的人，如肝病患者、慢性腹泻以及长期发热的病人，也要注意补充维生素 A，以免造成继发性缺乏，延缓疾病的康复。

**真诚小提示**

5 种富含维生素 A 的食物：

烤鳗鱼：100g 烤鳗鱼中含有 1500mg 维生素 A，超过了身体每天的所需量。另外，它还含有丰富的维生素 $B_1$、维生素 $B_2$、维生素 D、维生素 E，只要搭配一些维生素 C，就是一顿维生素大餐了。

水芹菜：50g 水芹菜中含有 850mg 维生素 A，超过了每天所需量。做成汤食用，既清淡，热量又低。

南瓜：80g 南瓜中含有 528mg 维生素 A，煮或做汤的话，一餐就可以摄取到全天所需的量。它还含有丰富的维生素 E，加上维生素 C，营养绝对丰富。

胡萝卜：30g 胡萝卜中含有 450mg 维生素 A。胡萝卜沙拉的做法很简单，煮或炒都可获得足够的摄取量。

菠菜：50g 菠菜中含有 450mg 维生素 A。用热水烫一下，加入芝麻拌成凉菜或者烹炒都行，菠菜加热后叶子就会变小，可以多吃一些。

## 4. 维生素 D：强身壮骨的排头兵

维生素 D 是“强身壮骨的排头兵”。维生素 D 家族成员中最重要的成员是 $D_2$ 和 $D_3$，两者具有相同的生理功能。自然界中有些植物含麦角固醇，动物体内含 7－脱氢胆固醇，这两种物质是维生素 D 的前体，在日光紫外线照射下可分别生成维生素 $D_2$ 和维生素 $D_3$。因此，多晒太阳，保证人体多受紫外线的照射，是维生素 D 的最好来源。即便是膳食中没有足够的维生素 D，也不易缺乏。

维生素 D 能够促进钙和磷在小肠内的吸收和在肾小管内的吸收，维持血液中钙和磷的正常浓度，促进骨骼和牙齿的钙化，缺少它，就会患骨质疏松症或骨软化病。

儿童缺乏维生素D会发生佝偻病，表现为骨骼变软、变形，产生变形的“O”形腿、“X”形腿等，据调查，我国北方新生儿佝偻病发病率远远高于南方，这与南方儿童比北方儿童较多地接受阳光的照射有关。成年人缺乏维生素D，会发生骨软化症或骨质疏松症。

老年人合成和利用维生素D的能力大大降低，早期表现为在腰背部、下肢不定期地疼痛，严重时，骨皮质变薄、骨痛，容易发生骨折等现象。骨质疏松如今已成为一个严重的公共卫生问题。据调查，我国有8400万人患骨质疏松症，约占总人口的6.6%，其中60～75岁女性高达50%。

对于老年人来说，单纯靠晒太阳并不能获得充足的维生素D，尤其是在冬季，需要注意饮食的补充，多选择含维生素D丰富的食物。在动物体内，以鱼肝油所含的维生素D最为丰富，其他的如海鱼、动物肝脏 、蛋黄以及奶制品或钙制剂等含量也较高，同时，还应注意摄取充足的钙质。必要时，可以在医生的指导下应用维生素D制剂进行治疗。

虽然维生素D对调节钙磷代谢起着非常重要的作用，但因为它是一种溶脂性维生素，要注意不能过多使用，以免引起维生素D在体内过多地贮存，造成维生素中毒。特别是对营养知识缺乏或是因为偏信厂家的广告宣传，不遵医嘱，过量服用甚至注射大剂量维生素D，可能引起中毒。主要表现为低热、恶心、呕吐、头痛、嗜睡等，严重者可能导致肝、肾、心血管组织的钙化、高钙血症以及视力下降等，带来严重的后果。如果长期过量地服用，还可能导致中毒。

另外，维生素D还有维持血液中柠檬酸盐的正常水平、防止氨基酸通过肾脏损失的功能。

## 5. 维生素E：抵抗衰老的保健品

维生素E也叫生育酚，是因为人们最早发现它与人的生育功能有关，它能促进精子的生成和增强人的繁殖能力；对育龄女性来说，维生素E能提升体内雌性激素的浓度，提高生育能力。维生素E对更年期女性也有很大的帮助。

人体内所有的细胞膜都含有维生素E，但是近年来通过对它的研究发

现，它的功能不止于此。它是一种强抗氧化剂，能有效地阻止食物和消化道内脂肪酸的酸败，可以消除脂褐素（老年斑）在细胞内的沉积，是极好的自由基清除剂，能保护细胞膜免受自由基的攻击，对延缓衰老、预防心脑血管疾病和癌症有益。

它能保持血红细胞的完整性，促进血红细胞的生物合成。可提高肌体免疫力，可保护肺组织免受空气污染，预防心血管病。

维生素E缺乏症的表现是多方面的，对生殖、肌肉、心血管和造血系统的各种作用最重要。

成人适当地增加维生素E的摄入有利于维持健康。维生素E在光照及热、碱和铁等微量元素存在的情况下容易氧化。食物中的维生素E在一般烹调条件下损失不多，但在高温加热时，常使其活性降低。

维生素E广泛存在于各类食物中，人体维生素E缺乏极为少见。维生素E主要存在于植物油、豆油、菜籽中，每100g含有51～94mg；某些坚果类，如瓜子、南瓜子、核桃中的含量也很丰富，一般100g坚果中含有30mg。绿叶蔬菜中也含有一定数量的维生素E；动物性食物，如蛋黄、鱼肝油、奶油和蛤贝类中，以及菌类中的猴头、木耳中也含有维生素E，一般100g木耳中含有10mg以上。由于在日常的烹饪中人们大多用植物油，因此不存在缺乏维生素E的现象。

## 6. 维生素C：血管保护神

维生素C应该是人们最为熟悉的维生素了，因为它具有防治坏血病的作用，所以又被人们称为抗坏血酸。

维生素C是一种水溶性的白色酸味的物质，具有防止坏血病的功能。如果维生素C缺乏会引起坏血病，这是一种全身性出血的病症。如果患上了败血病，整个人就会显得比较虚弱、皮肤干燥、毛囊角化并且四周出血、牙齿松动甚至脱落、全身皮下出血、牙龈出血及伤口愈合不良，出现紫斑、肌肉关节疼痛等症。如果体内严重缺乏维生素C，可能出现内脏出血，有血尿、黑便，甚至死亡等后果。

在早期的航海史上，由于人们对维生素缺乏了解，使维生素得不到足够的补充，导致了不少悲剧的发生。随着人们对维生素C的进一步认识，近年来典型的坏血病已难见，只出现过一些较为轻微的缺乏症状，主要表现为困倦、疲劳、牙龈出血等。大多数的动物可以在体内合成维生素C，但是由于人体内缺少合成维生素的酶，因此，必须从食物中摄取。维生素C可在人体之中被全部吸收，当摄入量超过100mg以上时，则过剩的维生素C可以由尿液排出体外。如果长期服用过量维生素C，也会引起一些不舒服的副作用，如厌食、恶心、腹泻、多尿、皮疹等。如有以上症状时，必须减量。

维生素C在体内有多种生理功能，对维持牙齿、骨骼、血管的正常功能有重要作用。它参与新陈代谢，增强机体对疾病的抵抗能力，并有解毒作用。此外，维生素C还具有促进铁吸收的作用。维生素C也是一种抗氧化物，与维生素E有协同作用，组成机体强大的自由基防御体系，对自由基氧化损伤有防御作用，有助于延缓衰老、预防癌症和心血管等慢性疾病。

维生素C是人体需要量最大的一种维生素。成人的每日需要量为60mg，就可以满足正常的生理需要。维生素C主要来源于新鲜的蔬菜和水果。青菜、韭菜、菠菜、柿子椒、芹菜、花椰菜等深色蔬菜，以及卷心菜中维生素C含量较多。水果中柑、橘、红果、柚子、枣和山楂等含有较高的维生素C。野生的刺梨、沙棘、猕猴桃、酸枣等中含量尤为丰富，有的甚至每100g中含有100mg以上。由于维生素C溶于水，接触空气中的氧和烹调加热时破坏较多。因此，在烹调加工时应注意减少损失。

## 7. 维生素$B_1$：“脚气病的克星”

一提起维生素，人们都会自然地想到维生素C，而往往忽略了维生素$B_1$，其实它是最早从维生素家族中分离出来的一种维生素，因为在它的分子结构中有氨基和硫，所以又叫硫氨素。维生素$B_1$与人体健康同样有着密切的关系。

它对人体的主要生理功能是作为一种酶的成分参与糖的代谢，使糖在体内进行氧化而产生热量。为了使这个过程能够顺利地进行下去，糖类在

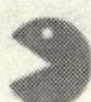



体内的氧化就必须要有维生素 $B_1$ 参加，如果膳食中维生素 $B_1$ 供给不足，糖类就不能顺利氧化，也就不能顺利产生能量。人体能量不足，必将严重影响工作能力，特别是将严重影响神经系统和心脏的功能，因为糖类是神经系统和心脏唯一的能源物质。因此，当膳食维生素 $B_1$ 摄入不足时，轻者表现为肌肉乏力、精神淡漠、食欲减退，甚者会发生“脚气病”。

“脚气病”与一般所说的“脚气”是完全不同的两种疾病。“脚气”实际上是脚癣。而“脚气病”是由于维生素 $B_1$ 缺乏引起的神经系统代谢紊乱，比脚气可厉害得多了。成人的“脚气病”首先表现为头痛、失眠、眩晕、食欲不振、消化不良等症状，进一步会出现烦躁、惊厥。如此时不补充维生素 $B_1$，就可能继发为“脚气病”。“脚气病”有三种，干性脚气病表现为下肢端多发性神经炎，出现下肢疼痛、麻木、水肿及肌肉麻痹等症状。有的重症病人会出现湿性脚气，表现为心律加快、全身浮肿、心力衰竭。另一种是婴儿脚气病，多发生于2～5月龄的婴儿，初期食欲不振、呕吐、兴奋、心跳快、呼吸急促和困难。此病发病突然，病情急。

人体每天需摄入1～2mg的维生素 $B_1$ 就能满足需要，一旦供给不足，就会给人体的健康带来很大的麻烦。机体几乎不储存维生素 $B_1$，因此，需要每天从食物中获得。摄入过量，会随尿液排出体外，无任何毒性作用。

维生素 $B_1$ 在酵母、米糠、全麦、燕麦、花生、猪肉、大多数种类的蔬菜、麦麸、牛奶中都有丰富的蕴藏，动物肝脏、瘦肉以及禽蛋等含量也较丰富，其中以谷类和胚芽中的含量最高。

但是，如果食物的加工方法或是烹饪方式不当，会造成维生素 $B_1$ 的流失和破坏。如果把粮食碾磨得太细，去掉了米糠、麸皮，将会丢失80%的维生素 $B_1$。多次用水淘米，煮饭去米汤，在煮粥、煮豆或蒸馒头时加碱，也会造成维生素 $B_1$ 的大量破坏。因此，要想预防“脚气病”，就要讲究食物的合理搭配，采取粗细结合，尽量吃得杂些、粗些，同时注意采用正确的烹调方法，使体内摄入一定的维生素 $B_1$，“脚气病”就不会再威胁健康了。

## 8. 维生素 $B_2$：“烂嘴角”的天敌

有些人总是“烂嘴角”，虽说不是什么大问题，但是口角潮红、起疱、皲裂、糜烂、结痂、脱屑，张口还会出血，不但痛苦，而且有碍观瞻，实在令人烦恼。而造成烂嘴角的元凶祸首，就是因为人体缺乏维生素 $B_2$。

维生素 $B_2$，又叫核黄素，是一种黄色的物质，微溶于水，在中性或酸性溶液中加热是稳定的。作为酶的一种成分，参与蛋白质、脂肪和糖类的代谢过程，如果供应不足，还真让人感到有一种莫名其妙的不好受。虽然说缺乏维生素 $B_2$ 并不引起特定的疾病，但会经常出现人们所说的“烂嘴角”，也就是传统上所讲的“上火”了。维生素 $B_2$ 缺乏，会引起一系列的代谢紊乱的临床表现，常见的有口角炎，嘴角、嘴唇发红甚至溃烂、鼻翼两侧的溢脂性皮炎等，严重缺乏核黄素时，还可能引起结膜炎、眼睑炎、角膜血管增生、畏光等症状。

人体每天需要摄入 1～2mg 核黄素就能维持健康。核黄素含量丰富的食物主要是动物肝脏，每 100g 可含 2mg 左右。其次是蛋类、奶及奶制品中含核黄素也较高，鱼类中的鳝鱼的含量也较高，豆类、酵母和各种绿叶的蔬菜、野菜、苜蓿、野苋菜中也含有较多的核黄素，蔬菜类中的含量相对低一些，但是以植物性食物为主的人群蔬菜类仍是重要的来源。而谷类中的含量与加工的方法和烹调方法密切相关，煮、熬都会使核黄素有较大的损失，如小米在经过熬煮后仅剩 30%得以保存。

## 9. 叶酸：保证血液健康

人们对于叶酸的认识只有几十年的历史，在 1945 年才发现它存在于菠菜的叶子中，所以就命名为叶酸。

叶酸的发现是当时人们在治疗恶性贫血时，发现除了需要维生素 $B_{12}$ 外，还需要一种物质，这就是叶酸。

叶酸最重要的功能是参与核酸代谢，在蛋白质的合成以及细胞的分裂生长过程中起着重要的作用。人体一旦缺乏叶酸，就会使红细胞的成熟过程受阻，从而导致恶性贫血。随着人们对叶酸在膳食中的重要性的进一步认识，对叶酸与出生缺陷、心血管疾病及肿瘤关系的研究正逐步地深入。它是一种十分重要的维生素，在体内参与多种生物活性物质的合成，如脱氧核糖核酸（DNA）、核糖核酸（RNA）、肾上腺素、胆碱等，参与氨基酸代谢等多种重要生化过程。

最新研究发现，血液中“高半胱氨酸”浓度升高是冠心病危险因素，而大量叶酸可降低“高半胱氨酸”的浓度。同时，叶酸对于预防和治疗癌症、子宫颈癌、结肠癌有一定的作用。怀孕早期，缺乏叶酸是引起胎儿神经管畸形的主要原因。所以，注意补充叶酸有益健康。

缺乏叶酸的临床表现为巨幼红细胞性贫血、舌炎以及肠胃功能的紊乱。患者可出现衰弱、苍白、精神萎靡、健忘、失眠等症状，儿童缺乏叶酸会导致生长发育不良。

根据世界卫生组织的推荐，成人每日应供应400mg的叶酸。含叶酸丰富的食物有动物肝脏、鱼类、酵母提取液、绿叶蔬菜、豆类、坚果和某些水果以及强化叶酸的谷类，这些食物中都含有大量的叶酸，而根茎类的蔬菜、西红柿、洋葱、玉米、猪肉则含量甚少。一般来说，每克动物肝脏含叶酸可达3.2μg，但摄入量很少，啤酒中每毫升仅含叶酸0.09μg，但饮啤酒量大，所以常喝啤酒的人可获得大量的叶酸。这些食物若长期暴露在空气中，受到日照或紫外线的照射，就会使叶酸分子失去活性，所以，对这些食物要注意科学的储存、加工、烹调，才能保证叶酸质量。对腹泻病人、女性、儿童、化疗病人及服抗菌药、抗疟药等的人，要适当增加叶酸摄入量，特别是老年人对叶酸吸收较差，应注意额外补充。

# 水是生命之源

一切生物体内都含有水，若没有水，地球上的生命就不存在了，人体的任何一个细胞都不能缺乏水分。水既是人体内变化最大和用途最广的“营养素”，又是维持生命攸关的重要物质，它对生命的重要性仅次于氧气。可以说，人时时刻刻都离不开水。

水是最为简单的一种氢氧化合物，是人得以维持生命活动的必要的物质基础。在人体的组成中水占的最多，约占人体总重量的2/3（67%）。成年人身体的60%～65%是水分。肥胖者脂肪多，含水量较少，约为总体重的1/2（48%）；瘦体型脂肪少，含水量约占体重的70%。平均每个成人全身含有51L的水：在肝、大脑、皮肤中含70%的水，肌肉中含水70%，骨骼中含水22%～45%，血液中含水量高达80%～90%。

一个人如果在短期内不吃饭，只要能喝到水，即使体重减轻40%，也不至于死亡。但是如果几天喝不上水，机体在失水6%时，就会感到四肢乏力，无尿，在失水达到20%时，人就会死亡，因此，说“水是生命之源”一点也不为过。

水是一种良好的溶剂，水的溶解能力很强，许多物质都溶解于水，并解离成离子状态，发挥其功能，并使这些物质在体内易于运输和吸收，同时能把代谢物产物及时地排出体外。水直接地参与了氧化还原的反应，促进各种生化反应的进行，保证人体各种生命活动的正常进行。水能调节体温，保持人体的温度相对稳定在37℃，因为水的比热在保持体温中起有效的散热作用，水的潜热的散发，能使体温通过肺的呼吸和出汗达到冷却的目的，可使身体丧失25%或更多的热，以达到调节体温的目的；冬季时，收于水的潜能较大，外界温度的变化也不会影响体温的恒定。水可以保持

体内环境的平衡，水能保持细胞内外体液量及物质的浓度、酸碱度、渗透压等条件的相对稳定。水在体内起着润滑剂作用，它可作为体表皮肤、七窍、体内囊腔、骨关节等的润滑剂，起滋润和润滑作用，并有利于血液的循环。当人体缺水时，消化溶液的分泌就会减少，就会引起食欲不振，精神不爽和疲乏无力。

一般情况下，成人每天需要水2500～3000ml，才能维持泌尿系统的畅通，才能保持人体的美容和健美。这2500～3000ml的水包括饮水1300ml，进食各种食物所含的水分约900ml以及人体内的各种代谢产生的水约300ml。饮水时要定时主动，次多适量，不要等到口渴时才想起喝水。人们每日的饮水应根据气候、年龄、工作性质、劳动强度而有所调整。如有剧烈地运动或在夏季时气温升高时，饮水量就要增加，让身体及时得到补充。

当患有心脏功能不全或是慢性肾功能衰竭时，应根据医生的建议，适量限制饮水，防止体内水分过多而加重机体的负担。同时，也要注意饮水卫生，防止水中的氟等过量而对人体造成不良的后果。

# 膳食纤维：不可或缺的“第七大营养素”

膳食纤维是植物性食物中难以被人体消化的一部分物质。所以，被营养学家称为“没有营养”的营养素，在医学界被称为“第七营养素”，是人体的必需营养素的合称。膳食纤维实际上是多糖类的物质。

以前人们一直都以为它们是食物中的残渣废料而不加以重视。随着近年来的医学研究表明，纤维素的缺失可以引发不少疾病，因此，人们对膳食纤维才另眼相看，并随着人类进食的日益精细，使人们对它青睐有加，将其称为除蛋白质、脂肪、糖类、水分、矿物质、维生素等六大营养素之外的“第七大营养素”。专家们一致认为：纤维食品将是21世纪的主导食品之一。

食物中的膳食纤维包括粗纤维、半粗纤维、木质素和果胶四大类。由于人体内没有分解纤维素的消化酶，所以，它不能被消化吸收，不能供给人体营养。但它却在人体内发挥着重要的作用，担当了“健康卫士”的角色。

膳食纤维是维护人体胃肠健康的“多面手”，它具有多种理化特性和生理功能，对阳离子有结合和交换能力，对消化道的pH值渗透压以及生化反应产生影响，并出现一个更缓冲的环境，以利于消化吸收；它有一定的溶水性，能增加粪便的体积和重量，具有细菌发酵作用，使肠道内有益菌增加，有一定黏度，可降低餐后血糖升高的幅度。

它主要存在于植物和谷物中，对身体健康大有裨益，膳食纤维的吸水性可以增加人体排便的体积与速度，减轻直肠的压力，同时也减轻了泌尿系统的压力，并能使毒物迅速排出体外，发挥“清道夫”的作用。纤维素

有利于食物的正常消化吸收，纤维由于在口腔中咀嚼的时间较长，因此，可以促进肠道消化液的分泌。同时，纤维素能加速肠内食物的消化过程。纤维素有很强的吸水能力，可以增加肠道中粪便的体积，促进肠蠕动，减少粪便在肠内停留的时间，使粪便能很快地排出体外，防止便秘痔疮的发生，缩短了粪便中含有的有害物质与肠壁接触的时间，从而可以减少结肠炎、直肠炎和结肠癌、直肠癌的发生。

膳食纤维能降低血清胆固醇和防治动脉硬化及胆结石形成。在膳食纤维中，以木质素结合的胆酸最多，其次为果胶和树胶。由于膳食纤维与胆囊排入肠道中的胆酸结合，限制了胆酸的吸收，这样，肌体就要消耗体内的胆固醇来合成胆汁，使血中胆固醇浓度降低，同时也减少了胆固醇在血管壁上的沉积，防止动脉硬化的形成。同时，由于不断合成新的胆汁，加速胆汁的周转，也就避免了胆结石的形成，而且减少了次级胆汁酸的促癌作用。此外，膳食纤维中的果胶能延长食物在胃内停留的时间，延缓葡萄糖的吸收速度，从而降低过高的血糖，改善糖尿病的症状。膳食纤维能增加饱腹感，这样可减少总热量的摄入量，防止热能过剩，使体重超重。膳食纤维还具有减轻肥胖、预防腺癌和改善口腔牙齿功能等作用。

我国的饮食传统一般是以谷物类的食物为主，同时辅以蔬菜和水果，基本上在食物中不缺乏膳食纤维。但是，随着近年来人们生活水平的提高，人们所吃的食物越来越精细，消费的肉类食物所占的比例越来越高，相对摄入的膳食纤维就明显地不足了。因此，适当地增加膳食中的谷物，特别是粗粮的摄入，多吃新鲜蔬菜、水果等含膳食纤维的食物是十分有利于健康的。

# 矿物质：人体不可或缺的营养素

## 1. 量小能大的“生命催化剂”

矿物质又称无机盐，是构成人体组织和维持正常生理功能所必需的各种元素的总称。矿物质和维生素一样，一方面是构成人体的“建筑材料”，构成人体的各种组织，另一方面又能维持人体正常的生理功能，是人体中必不可缺少的七大营养素之一。

人体大约由60种元素构成，其中除了以碳、氢、氧、氮主要有机物的形式存在以外，其他的都以无机物的形式存在。其中大约有20多种为人体所必需，而钾、钠、钙、镁、硫、磷、氯等7种元素的储量较多，约占人体无机盐总量的60%～80%，它们在人体中的含量都在0.05%以上，被称为宏量元素。它们对人体的生存和健康都是必需的，是生命活动需要也不能离开的元素，缺少了它们，生命活动就会出现异常或者死亡。其他的50多种无机元素，它们在人体内的总含量都少于0.05%，因此被称为微量元素。根据科学研究，到目前为止，已被确认与人体健康和生命有关的必需微量元素有18种，即铁、铜、锌、钴、锰、铬、硒、碘、镍、氟、钼、钒、锡、硅、锶、硼、铷、砷等，以及最近新发现的微量元素新星有机锗。虽然矿物质在人体内的总重量不及人体总重量的5%，又不能给人体提供能量，但在人体组织中发挥着重要的生理作用。它们的质量小、能量大，被称之为“生命的催化剂”。矿物质不能在人体内自行合成和自行分解，必须从食物中摄取。

钙、磷、镁是构成骨骼和牙齿的主要原材料，人体内99%的钙和80%

的磷存在于骨骼中。钠、钾和氯是维持机体电解质和体液平衡的重要离子，它们在细胞内外和血浆中分布不同，与蛋白质、碳酸盐一起，共同维持各种细胞组织的渗透力，使得组织保留一定的水分，维持机体水分的平衡。镁、钾、钙和一些微量元素（如硒）对维护心脏正常功能、保持心血管健康有着十分重要的作用，构成机体某些功能物质的重要成分和参与人体的新陈代谢。如血红蛋白、甲状腺素等都需要铁、碘的参与才能合成，而甲状腺素有促进新陈代谢的作用。

有机锗的功能，一是促进生理功能正常化，如对高血压病人有明显的降压作用，但不会使血压低于正常的水平，可促进身体生理、生化功能恢复正常；二是可治疗肿瘤和促进身体产生抗癌因子，不仅疗效显著，而且无毒、无副作用；三是能提高人体免疫机能，防治多种疾病；四是有机锗加入食品中对于抗衰老大有裨益。

在人体新陈代谢的过程中，每天都有一定的矿物质通过人体的排泄系统排出体外，因此，必须通过合理的饮食予以补充。不过要注意，有些微量元素其生理作用与中毒剂量极其接近，因此，过量摄入不但无益，反而有害，绝非如韩信带兵那样“多多益善”。也就是说，必须严格地控制在某一水平，多了或少了都会造成不良后果，甚至会引起疾病。

在我国的人群中，一般比较容易缺乏铁、钙、锌、硒等矿物质。如果处于特殊生理条件下和处于某种元素缺乏环境下的人，也可能存在碘、氟、铬、硒的缺乏。这就要根据无机盐在食物中的分布及人体对它的吸收情况加以补充。富含矿物质的食物来源也相当的丰富，如各种蔬菜、果品，动物肝脏及海产品等。

### 2. 钙：生命活动的砥柱

大家都曾经有过“补钙”的经历，对于钙应该不会陌生。钙是人们最熟悉的矿物质之一，是构成牙齿和骨骼的主要物质。成年人体内钙的总含量大约为 1 000～2 000g，占体重的 2％左右，大约 99％的钙分布于骨骼和牙齿中，仅 1％存在于肌肉和细胞外液、细胞内液以及血液中，这 1％的钙能与骨骼中的钙相互转化，共同维持着钙在人体中的动态平衡，使血钙浓度维持在恒定的范围内，不受膳食钙摄入量的影响。医学研究表明，正是这1%的钙担负着重要的生理功能。如在神经、肌肉的兴奋传导，心脏节律的正常维持，都必须有一定浓度的钙离子参与。如果血钙过低，就会引起神经兴奋的增高，从而引起抽搐；而血钙过高，就会抑制神经肌肉的兴奋性。此外，血液的凝固、很多酶的激活以及维持细胞膜的正常功能都需要钙的参与。儿童缺钙可能会患佝偻病、手足抽搐症、生长发育障碍等。成人缺钙后，会出现抽搐、骨质疏松症、骨质软化、类神经官能症（乏力、失眠、心慌、易怒、手足发麻、下肢肌肉痉挛）等一系列缺钙综合症状。缺钙的另一个恶果是血液及软组织的钙含量增加，血钙常年处于高水平，易导致动脉硬化、高血压、各种结石症、老年痴呆以及食欲不振、情感淡漠、关节痛、心律紊乱、多尿、瘙痒、手足麻木等一系列不适症状。

牛奶是食物中补钙的最好来源，它约含钙120mg/100g，且易于吸收，同量的羊奶含钙量可高达140mg，每100g全脂奶粉中钙含量为979mg，脱脂奶粉中竟高达1300mg。由此可见，奶和奶制品是人类补充钙质的良好食品。蛋黄和鱼贝类含钙也高，其他含钙较多的食物有：虾皮（1760mg）、田螺（1357mg）、海带（1177mg）、芝麻（564mg）、豆及豆制品以及油菜、芹菜、雪里蕻、芫荽等绿色蔬菜。

特别是对于一些骨质疏松等症的患者，应注意补充奶类及其制品，必要时要加服钙制剂。同时，还要注意促进钙的吸收，人体对钙的吸收率大约是10%～40%。影响钙吸收的因素较多，如随年龄的增长，钙吸收率会逐渐降低；机体中缺乏维生素D会降低钙的吸收率，因此，平时要多晒太阳或补充适量的维生素D。

### 3. 铁：血液的亲密朋友

铁是人体必需的微量元素之一，它在人体的含量最高，是血液中不可或缺的一种元素。可以打个比喻来说，铁是血液的“亲密朋友”。正常成人体内的含铁总量约为3～5g，是人体含量最多的元素，因此，铁又被称为“微量元素的老大哥”。相对人体的总重量来说，铁在人体内的含量是微乎其微的，但对健康却起着至关重要的作用。它大部分存在于血红蛋白

中，它是细胞呼吸以及血红蛋白运输氧气的重要帮手，负责把氧气运送到身体的各个角落，并将组织细胞所产生的二氧化碳排出体外。

缺铁性贫血是全世界目前普遍存在的营养缺乏症，尤以女性居多。因为铁是制造血红蛋白和红细胞的重要原材料，如果人体缺铁，就会引起血红蛋白和红细胞减少，发生缺铁性贫血。患者出现面色苍白、头晕乏力、心慌气短、烦躁不安、精神萎靡、头晕眼花、记忆力减退和思想不集中等症状。其毛发干燥，易脱落；指甲扁平，不光整，查血可出现血红蛋白低于正常值等。缺铁症多以女性常见，并且现在的研究发现，缺铁还可以引起怕冷症，这与女性体内缺铁有一定的关系。

中国营养学会推荐，成年男性每天推荐量为12mg，成年女性为每日18mg，乳母、孕妇每日为28mg。为了预防缺铁，就要多食用鸡、鸭、猪、牛羊的肝肾等内脏以及瘦肉等。而植物性的食品以豆类含量最多，海带、紫菜、木耳、芹菜、莴笋、雪里蕻、蘑菇、芝麻、芝麻酱也含有铁。动物肝脏含铁为血红素铁，能够与血红蛋白直接结合，利用率比较高，并且容易被人体吸收，是防治缺铁性贫血的首选食品，人体对这些食物中铁的吸收率达22%。而植物性的食品，必须在体内经胃酸分解还原为亚铁离子才能被吸收，因而利用率不高，吸收率在5%以下，不是铁的良好来源。因此，最好每天吃1～2种动物食品，每周吃一些动物的肝血等。

中医有“以脏补脏、以血补血”的说法。现代医学分析，动物血是含铁丰富的食品，具有很高的营养价值。以猪血为例，每100g猪血含铁260mg、蛋白质18.9g，铁含量差不多是鸡蛋的100倍，蛋白质含量也比鸡蛋高。另外，水果中的维生素C也能帮助对铁的吸收利用，因此，可以多吃新鲜的水果如红果、桃子、草莓等，在必要时可以补充维生素和亚铁制剂，以保证人体摄入足够的铁。

### 4. 锌：生命的火花

锌是人体生长发育必不可缺少的微量元素，成人体内的含锌量为1.4～2.3g。人体内除微量元素铁以外，锌比任何微量元素都多，它分布于人体所有的组织和器官之中，参与众多的生命活动，因此，锌有“生命的火花”的誉称。

锌是许多种生物酶的组成部分或是酶的激活剂，至少有200多种参与组织、蛋白质、脂肪、糖、核酸等的合成及一系列的生化反应中发挥着重要的作用的酶都与锌有关。锌还在胰岛素的形成与发挥作用中，占据着十分重要的地位。缺锌就会使这些酶的活性下降，造成蛋白质、核酸的合成障碍，损伤组织愈合困难，胎儿生长发育迟缓并影响性器官的正常发育。

缺锌会对正处于生长发育期的儿童产生较大的危害，会出现消化功能紊乱，导致食欲不振、厌食偏食以及味觉减退，严重时可以出现异食癖（喜食泥土、煤渣等）和侏儒症；青春期缺锌，会使生长发育受阻、性成熟延迟、性器官发育不全、影响男子精子的形成，女性月经不正常。此外，缺锌还会表现出伤口不易愈合、皮肤粗糙无光泽、机体对疾病的抵抗力降低等症状。孕期缺锌，不但会延长孕期，而且还会引起新生儿智力低下等。

成人的每日锌摄入量为11.5～15.5mg。富含锌的食物来源包括：动物肝脏、贝壳类、鱼、牡蛎、瘦肉、罐装鱼、奶酪、粗营养食物、坚果、蛋和豆类等。一般来说，动物性的食物是锌的可靠来源，不但含量多而且利用率也高。蔬菜也含有较少量的锌，并且也含有混合成分如肌醇六磷酸和草酸盐，而这两种成分能捆绑住锌，使其不能被人体充分吸收。谷物中的锌被发现主要存在于胚芽和麦麸这样的包裹物中，所以提纯和加工提炼会使食物的外层包裹物丧失殆尽，因而存在于其中的大量的锌就会丧失，只有少量的锌被保留下来，因此锌的总量减少。例如，提纯过的面粉将失去77%的锌，提纯过的大米会损失83%的锌，并且谷类的精加工会使原天然的、未加工的粗糙谷物平均丧失80%的锌。适当多食一些含锌高的食物，对补锌大有裨益，而且从食物中得到的锌，不会带来毒副作用，因为多余的锌会从粪便排出体外，不会影响肠道功能和干扰体内营养素的作用。但是如果嫌用食物补锌慢，而采用保健品或是制剂补锌时，要注意防止用量过大，发生中毒。所以，只有在明显出现缺锌症状时，才能在医生的指导下服用锌制剂，请勿乱服滥用。

# 营养素你缺哪一样

## 1. 营养素缺乏易得病

由于人们的生活水平日益提高，现在严重的营养缺乏现象已经比较罕见，但是由于偏食等原因，轻度的营养缺乏，即所谓的亚临床营养缺乏现象并不少见，这可以从人体的细微之处表现出来。

营养缺乏病的发病过程是缓慢的，按其程度和时间可分为轻度、中度和重度。其病理变化则经历了储存不足、生化病变、功能变化和形态改变四个阶段，到了形态改变阶段，往往会形成一些不可逆的病变，从而使病程再进一步恶化。在功能变化阶段以前，患者主诉或体检不易发现明显的异常，因此属于亚临床缺乏。近年来，由于检验方法的进步，许多亚临床缺乏都可用实验室手段加以证实，从而对营养缺乏病进行早期诊断、早期治疗。同时，利用维生素作为辅助手段治病，人们也在积极进行探索。

在多数的综合性营养缺乏中，蛋白质缺乏是主要的表现。其主要的危害如下：

1. **生长发育不良**

营养素的缺乏会影响到人体格的生长发育，不论是婴幼儿或学龄前儿童，甚至是青少年，营养缺乏病的综合表现都影响到生长发育，孕妇则影响到胎儿的生长发育。这种影响是从体力和智力两个方面发生作用。

2. **代谢调节异常**

营养缺乏所致的生物活性物质功能和合成降低影响到整个代谢的调节。如体内重要的酶类和激素都是由各种营养素组成，或其生理功能都需要某些营养素促进。正常人体构成恒定的内环境，各种物质代谢保持着平衡。营养缺乏病打破了这一恒定的内环境，异常的代谢反应成为许多病症的内在原因。

3. **抗感染能力下降**

人体在营养缺乏时，对感染的抵抗能力明显降低，已证明许多营养素都和人体免疫机能有关，有的是细胞免疫，有的则是体液免疫。

4. **组织的再生和恢复延缓**

营养缺乏使代谢率下降，蛋白质合成率减低，组织的再生和其功能的恢复明显延缓。手术后的创面愈合、综合治疗后的康复时间都反映出营养缺乏的程度与组织再生和恢复的能力。

5. **合并症较易发生，死亡率增加**

营养素缺乏严重的，必将导致许多合并症发生，使原发性疾病更加严重而难于治疗，更容易发生不可预料的后果。

## 2. 营养缺乏的类型

蛋白质和能量的营养缺乏可以分为消瘦类、水肿类和综合类营养不良。

1. **消瘦型**

主要的原因是由于膳食中长期缺乏能量。主要表现在脂肪和肌肉的消耗，皮下的脂肪层不丰满或是完全缺乏。当皮下脂肪大量消失时，皮肤干燥、松弛，失去弹性，并且精神不佳，反应迟钝。体重减轻是消瘦型营养不良的初期表现。此症常见于长期的饥饿者以及儿童。

根据年龄正常而体重不足的程度，可以把蛋白质与营养不良分为三度：

轻度营养不良：体重为同年龄、同性别正常体重的75%～90%。

中度营养不良：体重为同年龄、同性别正常体重的60%～75%。

重度营养不良：体重为同年龄、同性别正常体重的60%以下。

预防和治疗：

针对这种病的特点，及时补充优质蛋白质和足够的能量，是治疗本病的主要手段。合理地补充营养，增强抵抗能力，提高肠胃功能，使疾病早日康复。对婴幼儿要鼓励母乳喂养，合理地给予辅助食品。如果母乳不足，应补充代乳食品，还应按计划免疫，做预防接种，防止因免疫能力下降发生疾病。对营养不良的治疗，应采用“循序渐进、逐步充实”的原则。营养素的供给要由少到多，由简到繁，切忌贪多求快。

2. **水肿型（低蛋白血症型）**

其主要原因是由于膳食中长期摄入蛋白质不足引起，能量的供给尚可。如完全不吃肉类食品和豆类食品者，易出现此种病症。主要为血浆中白蛋白下降、淋巴细胞数量下降等。水肿是本病的特征，外在表现为水肿两侧对称，常见于下肢，尤以足背为明显。如免疫力受损者，容易发生感染。

预防和治疗：

以补充蛋白质食物为主要措施。成人和婴儿都要注意多吃一些蛋白质含量丰富的食物，如豆粉、豆腐、鸡蛋等。较大的儿童可加豆腐、肉类、肝类等；若遇腹泻，可喝脱脂牛奶及蛋白乳等。

3. **综合型**

由热量和蛋白质以及其他的营养素摄入不足所致。表现为体内的蛋白质在短期内被急剧地消耗，身体迅速地被削弱，极易发生感染和伤口不愈等并发症。如果得不到及时治疗，就会病情危重，死亡率高。

预防和治疗：加强蛋白质和能量的补充。严重的水肿者，应暂时限制进食食盐；因呕吐不能进食者，可静脉输液。

## 3. 营养缺乏的十八种信号

是否缺乏营养，是很多人关心却不容易判断的问题。但是怎样才能知道自己缺乏营养，的确是许多人都深感疑惑的地方。其实，身体会有意无意向我们发出种种营养缺乏的信号，提醒我们迅速找出应对之策。

（1）体重丢失——最重要的营养缺乏信号

可能缺乏的营养素：能量、蛋白质等。

易患人群：长期营养不良者。

营养对策：加强营养，平衡膳食，多进食含蛋白质和含能量高的食物。

体重是营养评定中最简单、直接而又可靠的指标。它是历史上沿用下来的最主要的营养评定指标。体重是与人体摄入的能量与蛋白质相一致的，体重随着营养摄入的改变而改变，因此，体重可以从总体上反映出人体摄入营养的状况。

一般可以采用以下的几个指标来判定体重的状况。

人的标准体重计算公式：

男性标准体重（kg）＝身长（厘米）－100

女性标准体重（kg）＝身长（厘米）－105

体重的评定指标：

现实体重比理想体重＝现实体重/理想体重×100％

| 现实体重占理想体重百分比 | 结果评价 |
| --- | --- |
| 结果 | 体重状况 |
| <80％ | 消瘦 |
| 80％～90％ | 偏轻 |
| 90％～110％ | 正常 |
| 110％～120％ | 超重 |
| >120％ | 肥胖 |

(2) 贫血

可能缺乏的营养素：铁、维生素 $B_{12}$ 以及蛋白质、叶酸、维生素 $B_6$、维生素 $B_2$、维生素 C。

易患人群：综合性营养不良以及缺铁、维生素 $B_{12}$ 的人。

营养对策：多吃含铁及维生素 $B_{12}$ 的食品，主要食物来源为肉类、动物内脏、鱼、禽、贝壳类及蛋类，乳制品中含量较少，植物性食品中基本不含维生素 $B_{12}$。

(3) 头发——干燥、变细、易断、脱发

可能缺乏的营养：蛋白质、能量、必需脂肪酸、微量元素锌。

易患人群：营养不良者。

营养对策：每日保证主食的摄入，以最为经济的手段为机体，提供足

够的能量。每日保证150g瘦肉、1个鸡蛋、250ml牛奶，以补充优质蛋白质，同时可增加必需脂肪酸的摄入。每周摄入2～3次海鱼，并可多吃些牡蛎，以增加微量元素锌。

（4）夜晚视力降低

可能缺乏的营养：维生素A。

易患人群：用电脑工作者、夜间工作者、学龄前儿童等。

进一步的症状：最早出现人眼对暗适应能力下降。如果不及时纠正，可能进一步发展为夜盲症，并出现角膜干燥、溃疡等，严重者，最终可以导致失明。皮肤主要表现为干燥、粗糙和毛囊角化，头发稀疏，指甲枯槁变脆，有时有口角炎等。

营养对策：注意平日多吃一些富含维生素A的食物，增加胡萝卜和猪肝等食物的摄入。多吃一些含有丰富的胡萝卜素的黄绿色蔬菜和水果。因为胡萝卜素在体内可以转化为维生素A，同样可起到预防维生素A缺乏的作用。猪肝的吸收率更高，应注意，要用植物油烹炒胡萝卜比生吃胡萝卜的维生素A吸收效率可大为提高，因为胡萝卜是脂溶性食物。也可食用适当的维生素A强化食品。

（5）舌炎、舌裂、舌水肿

可能缺乏的营养：B族维生素。

易患人群：常吃精米白面者。

营养对策：洗米、蒸饭等会造成B族维生素的大量丢失。长期进食精细米面或吃素食，同时又没有其他的补充，很容易造成B族维生素的缺失。为此，应做到主食粗细搭配、荤素搭配。如果有吃素的习惯，每日应补充一定量的复合维生素B族药物制剂。

（6）牙龈出血

可能缺乏的营养：维生素C。

易患人群：食用蔬菜和水果不足者。

营养对策：维生素C是最容易缺乏的维生素，因为它对生存条件的要求较为苛刻，光线、温度、储存和烹调方法都会造成维生素C的破坏或流失。因此，每日应大量进食新鲜蔬菜和水果，最好能摄入500g左右的蔬菜和2～3种水果，其中，蔬菜的烹调方法以热炒和凉拌结合为好。

(7) 味觉减退

可能缺乏的营养：锌。

易患人群：各种人群都可缺乏。

营养对策：适量增加贝壳类食物，如牡蛎、扇贝等，是补充微量元素锌的有效手段。另外，每日确保1个鸡蛋、150g肉和50g豆类，也是补充微量元素锌所必需的。

(8) 脚气病

可能缺乏的营养：维生素 $B_1$。

易患人群：吃精细化食物的人。

营养对策：合理安排膳食，所吃主食不要过于精细，并注意各种副食的补充。同时，采用正确的烹调方法，不要加碱，尽量不用高压锅蒸煮，以避免维生素 $B_1$ 遭到破坏。

维生素 $B_1$ 的食物来源：谷类、豆类、坚果类、瘦猪肉及动物内脏等食物是维生素 $B_1$ 的丰富来源。

(9) 嘴角干裂

可能缺乏的营养：核黄素（维生素 $B_2$）和烟酸。

易患人群：一般人均可能缺乏。

营养对策：核黄素（维生素 $B_2$）在不同食物中含量差异很大。动物内脏、鸡蛋黄、奶类等含量较为丰富。为此，每周应补充1次（100～150g）猪肝、每日应补充250mL牛奶和1个鸡蛋。应注意，对谷类食品进行加工，会造成维生素 $B_2$ 的大量丢失，如精白米维生素 $B_2$ 保存率仅有11%，小麦标准粉维生素 $B_2$ 保存率仅有35%，因此，主食应注意粗细搭配。而烟酸主要来自动物性食物，特别是猪肝、鸡肝等。

(10) 阴囊及外阴湿疹

可能缺乏的营养：维生素 $B_2$ 和锌。

易患人群：各种年龄的人均易缺乏。

营养对策：合理安排膳食，平时注意多食一些含核黄素丰富的食物。

(11) 唇裂、舌炎；面部、阴部脂溢性皮炎

可能缺乏的营养：维生素 $B_6$。

易患人群：成人、幼儿均可能缺乏。

营养对策：平时注意含维生素$B_6$丰富食品的摄入，做到合理营养、平衡膳食。

（12）骨质疏松症、鸡胸、O形腿

可能缺乏的营养：钙、维生素D。

易患人群：多见于孕妇、乳母及中老年人。

营养对策：适当地进行户外活动（每日至少2小时）；有意识地补充含维生素D丰富的食物；或选择适当的维生素D强化食品；或在医生指导下，适量补以维生素D制剂。

（13）神经系统发生异常的症状

可能缺乏的营养素：维生素E。

易患人群：多见于多不饱和脂肪酸摄入过多者。

营养对策：注意平时含维生素E丰富的食品的摄入，做到合理营养、平衡膳食。

（14）癞皮病

可能缺乏的营养素：烟酸。

易患人群：多吃玉米或高粱的人。

营养对策：合理调配膳食，适当选择一些含烟酸或色氨酸丰富的食物（色氨酸在体内可转变为烟酸），改善营养状况。也可以在用玉米为主食烹调时，加入0.6%碳酸氢钠，或加入10%黄豆，以调整或补充烟酸。

（15）贫血

可能缺乏的营养：叶酸。

易缺乏的人群：孕妇。

营养对策：合理营养，平衡膳食，平时注意摄入适量含叶酸丰富的食物。

（16）舟状甲或指甲变薄

可能缺乏的营养：铁。

易缺乏人群：育龄女性、婴幼儿和生长期的青少年。

营养对策：在人们的日常饮食中，除了脂肪和油类，大多数食物均含少量铁，含铁丰富的食物有：海带、紫菜、木耳、香菇、动物内脏、肉类、动物血、豆类，其中黄豆中的铁不仅含量较高且吸收率也较高，是铁的良好来源。谷类和大多数水果蔬菜含铁量较低。

（17）甲状腺肿大

可能缺乏的营养：碘。

易缺乏人群：特别是孕妇、哺乳期女性生理需碘量增加，极易缺碘。

营养对策：海产品中含有丰富的碘，可以多使用一些海带、海藻等食品，食用碘盐也是不错的方法。

（18）龋齿

可能缺乏的营养：氟。

易缺乏人群：老年人骨钙流失较多，易发生骨质疏松症，注意氟的摄取对身体有益；青少年的牙釉质还很脆弱，加之又较喜好甜食，易发生龋齿，补氟十分必要。

营养对策：缺氟的人可以多食用鳕鱼、鲑鱼、沙丁鱼等海鲜类食物、茶叶、苹果、牛奶、蛋、经过氟处理过的水等。

# 第 2 章　食物是最好的营养师

# 最佳健康食物排行榜

世界卫生组织经过3年的研究和“评选”，发布了一张榜单。这张排行榜列出了六大类健康食品和十大垃圾食品，相信这一定会比时尚流行榜更受你的关注。

在3年的时间里，世界卫生组织对人们日常饮食中涉及的各种食品都进行了分析和研究，评选出了最佳蔬菜、最佳水果、最佳肉食、最佳食油、最佳汤食、最佳护脑食品等6大类最健康食品。同时，油炸食品、腌制食品、饼干、碳酸饮料、方便食品、罐头、果脯、冷冻甜品及烧烤食品等也“入选”了十大垃圾食品。

**最佳水果**

依次是木瓜、草莓、橘子、柑子、猕猴桃、芒果、杏、柿子和西瓜。

**最佳蔬菜**

红薯既含丰富的维生素，又是抗癌能手，为所有蔬菜之首。其次是芦笋、卷心菜、花椰菜、芹菜、茄子、甜菜、胡萝卜、荠菜、雪里蕻、大白菜。

**最佳肉食**

鹅、鸭肉的化学结构接近橄榄油，有益于心脏。鸡肉则被称为“蛋白质的最佳来源”。

**最佳护脑食物**

菠菜、韭菜、南瓜、葱、椰菜、菜椒、豌豆、西红柿、胡萝卜、小青菜、蒜苗、芹菜等蔬菜，核桃、花生、开心果、腰果、松子、杏仁、大豆等壳类食物以及糙米饭、猪肝等。

**最佳汤食**

鸡汤最优，特别是母鸡汤还有防治感冒、支气管炎的作用，尤其适于

冬春季饮用。

**最佳食油**

玉米油、米糠油、芝麻油等尤佳，植物油与动物油按 2∶1 的比例调配食用更好。

## 1. 最佳上榜粗粮

**糙米——健脑更养人**

糙米是一种很有营养与保健的食品。糙米与精米一样，都是稻米，不同的是，糙米在加工时只脱掉稻壳，而精米则进一步去掉了胚芽和米糠层。这一点小小的区别，使它们的营养有了很大的不同。

糙米除了含有植物性碳水化合物、粗蛋白类脂肪外，糙米的糠层和胚芽含有各种丰富的维生素和矿物质。糙米含有的食物粗纤维、半纤维质、维生素 $B_1$、维生素 $B_2$、维生素 $B_6$、芋草酸、维生素 E、磷、铁及钾等营养成分比我们日常所食用的白米约高出 2～4 倍。在天然食品中除胚芽之外，如此高密度地含有众多对人身体有益的有效成分者是极少见的。如果把它放在水中浸泡 2～3 天，即可发出芽来，就是一个明显的例证。所以，在世界卫生组织的排行榜上，糙米高居榜首不是毫无根据的。

食用糙米较耐饥，有助于节制食量。糙米非常适应我们的胃肠，其营养极有利于人体的吸收和利用，糙米中的纤维促进排便，对文明病的预防十分有效，可说是文明病的克星。

**对疾病、健康的影响**

糙米胚芽内含有防止癌细胞产生的物质，经常食用具有防癌作用。所含的粗纤维素，能吸纳体内部分水分，纤维也能使糖的吸收速度配合胰脏分泌胰岛素的自然速度，取得生理平衡。糙米中的维生素 B 和锌，也有助于糖尿病的治疗。多吃糙米，肠道内有大量纤维素，就可把胆固醇变成胆汁酸吸收，而减少患高血压的机会。

糙米中含有的维生素 E 相当多，因此能够使循环系统的机能顺畅，对全身机能的维护极为有效，胚芽具有显著的血液性状的正常化作用，也具有血球增加作用，因而自然有明显的治疗贫血的效果。能治好胃肠障碍及肥胖，并具有抑制肠内的异常发酵以及增加生理性微生物的作用，新陈代谢的混乱、内分泌异常等皆会消失。对神经症有效，使细胞的功能转为正常，保持内分泌的平衡，消除神经症。对癌症患者来说，保持精神的安定是最重要的事。而要治愈便秘，坚持吃糙米饭不失为一个好方法。

医学研究证明：糙米能够预防动脉硬化、糖尿病、大肠癌等，还可防止便秘，具有解毒的效用；中医认为能强肝健体、消除疲劳、提高记忆力、消除焦躁不安；能提高生殖能力，防止不孕早产、流产等病症，还能预防老年人的骨软化症及腰、膝疼痛等症。

此外，糙米具有美容与健美的作用，对于皮肤粗糙、青春痘、暗疮、黑斑、皱纹等，均有惊人的疗效。

**真诚小提示**

采取以糙米、菜食为主的自然食疗法时，必须多吃蔬菜、海藻等安全又必要的副食品，因此，有害物质将会牢牢地跟非镇酸连接在一起，使得有害物质无法被吸收。就连本来侵入肠内的有害物质也会一齐被排泄到体外。

**马铃薯——人体的“第二面包”**

马铃薯是一种粮菜兼用的蔬菜，与稻、麦、玉米、高粱一起被称为全球五大农作物。在法国，马铃薯被称作为“地下苹果”，马铃薯招牌营养齐全，有“第二面包”的美誉。马铃薯是以淀粉为主要成分的优质食品，其蛋白质比大豆还好，是完全蛋白质，最接近动物蛋白。马铃薯还含丰富的氨基酸和色氨酸，这是一般粮食所不可比的。马铃薯所含的维生素C丰富且耐加热，还富含钾、镁、锌、铁的食物，所含的蛋白质和维生素C，均为苹果的10倍，维生素$B_1$、维生素$B_2$以及铁和磷含量也比苹果高很多，而且易为人体消化吸收。

**对疾病、健康的影响**

马铃薯含热量较低，每100g为90cal（同量的大米或面粉则达到350cal)，它所含的碳水化合物容易进入血液，因此能耐饥而不伤胃。加之其口味香醇，又有多种的加工和烹饪方式，因此被人所喜爱。

马铃薯所含的粗纤维可促进肠胃的蠕动，有促进排便的作用，是胃病

和心脏病患者的优质保健食品。

马铃薯富含钾元素，能够排除体内多余的钠，以降低血压，能减少因血管破裂而中风的危险，又无任何副作用。

马铃薯的营养成分非常丰富，每 100g 马铃薯的蛋白质含量约 2～2.5g，而且马铃薯的蛋白质质量好，接近动物性蛋白，它含有特殊的黏蛋白，不但有润肠作用，还有脂类代谢作用，能帮助胆固醇代谢。

马铃薯含淀粉较高，但是在人体内被缓慢吸收，不必担心会造成肥胖，也不会导致血压过高。

马铃薯所含的纤维素细嫩，对胃肠黏膜无刺激作用，有缓痛及减少胃酸分泌的作用，对消化不良的辅助治疗很有效。常吃马铃薯已成为防治胃癌的辅助疗法。

马铃薯是少脂肪、少热能且有多种维生素和微量元素的食物，是理想的减肥食品。只要荤素搭配好，就可以在享受美食的同时，又能达到保持苗条身材的目的。

中医认为，马铃薯性平味甘，具有强身益肾、消炎活血、消肿等功效，可辅助治疗神疲乏力、慢性胃痛、关节疼痛、皮肤湿疹等症。

**真诚小提示**

患关节炎的人忌食马铃薯。皮色发青的马铃薯最好少吃。发芽的马铃薯绝对不能吃，否则易引发龙葵素中毒。

马铃薯宜去皮吃，但是不要削得太狠，因为外皮更富有营养物质，正确的方法是用菜刷子把外皮充分地洗刷干净即可。

人们往往把切好的马铃薯丝或片放入水中浸泡，滤去浸出的淀粉以便烹调，但是不要泡过得太久，否则水溶性维生素就随水流失掉了。一般 3～5 分钟为宜。

**番薯——营养颇佳的冠军粮**

番薯又叫红薯、地瓜。番薯的脂肪含量低，为 0.2%，糖类含量较高，每 100g 约含有 29g，其主要的成分为淀粉，易被人体所吸收。熟红薯所含热量与熟马铃薯相等。蜜饯的红薯块根与未加糖煮的块根相比，几乎可以多提供 50%的热量。番薯中蛋白质和维生素 C 的含量较少，但是维生素 A

的含量更高，维生素A在众多的粮食中含量甚微，但在番薯中的含量却很丰富，为维生素A的主要来源，维生素C的含量可与柑橘媲美。蛋白质的含量仅为1.8%，氨基酸的组成与大米相近，却含有人体必需的8种氨基酸，在质量上却超过了大米、白面、小米等，其营养价值较高。维生素$B_1$是大米的7倍，维生素$B_2$为4倍。

**对疾病、健康的影响**

番薯中的蛋白质不多但质量较高，可以弥补大米营养的不足，经常食用，可以提高人体对主食中营养的利用，使人身体健康，延年益寿。

番薯中还有较多的黏蛋白，能防止胆固醇在血管壁沉积、防止动脉硬化，并保持人体心血管的弹性，防止动脉硬化的发生。

番薯所含的这种蛋白质能使皮下的脂肪减少，可防止肝、肾中结缔组织萎缩，以防止胶原病的发生。

番薯的蛋白质对于呼吸道、消化道、关节腔和浆膜腔也有很好的润滑作用。

番薯含有较多的淀粉和较多的纤维素，能促进胃肠的蠕动，能在肠内大量吸收水分增加粪便体积，不仅能够预防便秘，还可治疗痔疮和肛裂。能预防和减少直肠癌和结肠癌的发生，还有助于防止血液中胆固醇的形成，预防冠心病的发生。

番薯中含有一种脱氢表雄酮的特有成分，它具有防癌和益寿的双重作用，是一种与肾上腺所分泌的激素相似的类固醇，被外国的学者称为“冒牌荷尔蒙”。它能有效地抑制乳腺癌和结肠癌的发生。

番薯是一种生理碱性食物，能与肉、蛋、米、面所产生的酸性物质中和，调节人体的酸碱平衡，对于维持人体健康有着积极的意义。

番薯是一种减肥保健品，它所产生的热量只有同等大米热量的1/3，并且所含的纤维和果胶也很丰富，具有阻止糖分转化为脂肪的特殊功能。

中医认为，番薯能补中和血，有益气生津、宽肠胃，通便秘的功效。

**真诚小提示**

番薯不宜多食。因番薯中含有一种“气化酶”的物质，它在肠胃内能产生大量的二氧化碳，引起肠胀气。又因为甘薯中含糖量高，吃多了会使

胃里的酸性物质增加，出现“烧心”感和吐酸水、腹胀等不适感觉。因此，在吃法上要注意，一次不宜吃得很饱，可以和米、面搭配着吃，并吃点咸菜或喝些菜汤，或配点白萝卜就着吃，就可以避免上述的不适感。

**南瓜——菜粮兼食的宝瓜**

南瓜是一种优质的杂粮，在三大产热营养素中，南瓜以碳水化合物为主，含有糖类和淀粉，脂肪含量很低，为很好的低脂食品。南瓜含有人体所需的17种氨基酸，并且人体必需的氨基酸含量较高。南瓜中含有较丰富的无机盐和微量元素，如硫胺素、胡萝卜素、核黄素、维生素C及磷等成分，对维持机体健康具有极其重要的作用。其胡萝卜素含量为西瓜的8～20倍，是维生素A的优质来源。此外，南瓜还含有葫芦巴碱、南瓜籽碱、可溶性纤维及甘露醇等功效成分。南瓜所产生的热量与小麦、玉米相当，蛋白质的含量相当于菜豆、洋菜，维生素A的含量相当于西红柿，维生素C的含量高于黄瓜。南瓜还含有较丰富的钾、钙、镁，而钠含量较低，微量元素硒、铁、锌含量较丰富。南瓜作为高钙、高锌、高铁、低钠食品，特别适合中老年人和高血压患者食用，有利于预防骨质疏松症和防治高血压。此外，它还含有人体造血必需的微量元素钴和锌，其中铬是构成血液中红细胞的重要成分之一，锌直接影响成熟的红细胞的功能。民间流传“南瓜补血”的说法，确有一定的科学道理。

**对疾病、健康的作用**

南瓜内含有维生素和果胶，果胶有很好的吸附性，能黏结和消除体内细菌毒素和其他有害物质，如重金属中的铅、汞和放射性元素，起到解毒作用。

南瓜所含果胶还可以保护胃肠道黏膜免受粗糙食品刺激，促进溃疡面愈合，适宜于胃病患者。南瓜所含成分能促进胆汁分泌，加强胃肠蠕动，帮助食物消化。

南瓜含有丰富的钴，在各类蔬菜中含钴量居首位。钴能活跃人体的新陈代谢，促进造血功能，并参与人体内维生素$B_{12}$的合成，是人体胰岛细胞所必需的微量元素，对防治糖尿病、降低血糖有特殊的疗效。所含的铬不仅可抑制肌体内恶性肿瘤的产生，还可以促进体内胰岛素的释放，使糖尿病人胰岛素分泌正常，这对降低血糖十分有效。

南瓜含有甘露醇、维生素A的衍生物、维生素C以及能够分解亚硝酸的酶等4种抗癌物质，能有效地防止致癌物质在体内的积结，消除致癌物质亚硝胺的突变作用，有防癌功效，并能帮助肝、肾功能的恢复，增强肝、肾细胞的再生能力。

南瓜中含有丰富的锌，它直接参与人体内核酸、蛋白质合成，是肾上腺皮质激素的固有成分，为人体生长发育的重要物质。

南瓜中含有丰富的维生素E和β－胡萝卜素。维生素E具有很强的抗氧化作用，能有效地保护肌体免受一些氧自由基和过氧化物的损害，并具有一定的抗衰老作用。β－胡萝卜素在肌体内能转变为对人体具有重要生理作用的维生素A，维生素A对保护视力、预防眼疾、维持人体上皮组织的健康、促进儿童的生长发育等均有重要作用。

近年来，国内外医学专家、学者的研究实验表明，食南瓜（子），还可治疗前列腺肥大、预防前列腺癌、防治动脉硬化与胃黏膜溃疡、治糖尿病、化结石等作用。中医认为，南瓜（子）能补中益气、解毒杀虫、降糖止渴，主治久病气虚、脾胃虚弱、气短倦怠、便溏、糖尿病、蛔虫等病症。

**真诚小提示**

南瓜最好不要与羊肉同食。

南瓜和南瓜子在食用时，要注意一次不要服用过多，特别是胃热的病人宜少吃些。否则，易产生胃满腹胀，感到不适。

糖尿病的患者，可以把南瓜磨成南瓜粉，以便长期食用。

患有脚气、黄疸者要少食。

## 2. 最佳上榜蔬菜

### 大豆——优质植物蛋白的供给者

大豆也就是黄豆。大豆的营养成分比较齐全，含量也很丰富。以标准蛋白质为100时比较，鸡蛋为100，牛肉为84，鱼肉平均为70，而大豆粉

为74，可以看出大豆的蛋白质能够与鱼、肉相媲美。蛋白质含量一般为36％～40％。蛋白质的氨基酸组成比较接近人体需要，属完全蛋白，其中赖氨酸含量较多，与缺乏赖氨酸的谷类食物混合食用，可起到蛋白质的互补作用。

油脂的含量为15％～20％，以不饱和脂肪酸居多，其中以人体必需的亚油酸占51.7％～57.0％，不仅所占的比例大，而且不含胆固醇，是防治肥胖病、心脏病、高血压、动脉粥样硬化等疾病的理想食物。还含有一定的卵磷脂，十分有利于人体的神经、血管、大脑的生长发育。

此外，大豆还含有丰富的维生素和矿物质，其中B族维生素和铁等的含量较高。直接食用整粒熟大豆，营养的消化吸收率仅65.3％，但加工成豆浆后，可提高到84.9％，豆腐可进一步提高到92％～96％。大豆加工成豆腐或豆浆后，其营养价值也随之提高。

**对疾病、健康的影响**

大豆对于健康非常有益。中医认为，大豆具有“宽中下气、利大肠、消肿毒、捣烂除疮”的功效。有益气和中、利水下气、和血解毒、散五脏结积、消渴除中热的作用，这些功能被现代的医学所验证。

黄豆中的亚油酸，为人体生长发育所必需，能够促进人的生长发育，它在人体内可能化为不饱和脂肪酸，能够较多地吸收肠道胆固醇分解的胆固醇，能降低血中胆固醇，减少动脉硬化的发生，有利于心脏病防治，还有助于预防心血管疾病。

黄豆中的硒能防止致癌物质与正常细胞内的脱氧核糖核酸结合，从而起到防癌的作用。大豆中含有丰富的钼，可以增强肾及小肠黏膜黄嘌呤氧化酶的活性，从而明显地减轻亚硝胺对细胞遗传物质的损伤，并能够提高机体对组织的修复能力，对食道癌的生长有明显的抑制作用。

大豆中的皂甙可清除体内自由基，具有抗氧化和降低过氧化脂质的作用，同时，又可降低血中胆固醇和甘油三酯的含量，对动脉硬化和心脑血管疾病有一定的预防作用。皂甙还可抑制血小板减少，具有抗血栓作用。此外，还有抑制肿瘤细胞生长，具有显著的抗癌作用。据日本医学专家的研究成果表明，所含的大豆皂甙对艾滋病毒有抑制作用。更可贵的是，大豆是天然植物，食用后没有任何副作用。

大豆中还含有一种晶状物质的弱雌性植物激素，可以调整乳腺对雌激素的反应，使雌激素不易引起乳腺组织发生异常，可降低乳腺癌的发病率。其中所含的异黄酮不仅有预防女性乳腺癌的作用，也可以减少男性发生前列腺癌的危险。另外，科学试验证明，异黄酮还有抑制白血病、肺癌、胃癌、结肠癌的作用。

**真诚小提示**

大豆所含的糖类比较复杂，多为纤维素和可溶性糖，几乎完全不含淀粉或含量极微，这一点与谷类食物截然不同。所以，大豆的糖类在体内较难消化，其中有些在大肠内成为细菌的营养素来源。细菌在肠道内生长繁殖过程中，能产生过多的气体而引起肠胀气。因此，要经过加工成豆制品后再食用。

**豌豆——增强代谢好帮手**

豌豆含有多种营养物质。据现代营养学家测定，其中以蛋白质和碳水化合物含量较高。每100g豌豆含蛋白质24.6g，碳水化合物57g。脂肪的含量比较少。其矿物质的含量亦比较丰富，含有钙、磷、镁、钠、钾、铁等多种矿物质，其中磷的含量较高，每100g豌豆便含有400mg。此外，还含有粗纤维、胡萝卜素、硫胺素、核黄素、烟酸等多种维生素。这些营养物质对于人体的生长发育和生理功能有重要作用。

**对疾病、健康的影响**

豌豆中的蛋白质不仅含量丰富，而且其组成中含有人体所必需的全部8种氨基酸。因此，它的营养价值较高，可以作为食物的主要补充。

豌豆中含有丰富的磷，既是构成骨骼、牙齿的主要成分，又是细胞核蛋白和构成各种酶的主要成分，可以帮助体内三大营养物质的代谢和调节酸碱平衡。

与众不同的是，豌豆中含有赤霉素、植物凝植素等物质，这些物质有抗菌消炎的作用，还可以增强人体的新陈代谢功能。

嫩豌豆苗中含有丰富的维生素C，维生素C除有抗坏血病功能外，还可以阻断亚硝胺合成，阻断外来癌物的活化，解除外来致癌物的致癌毒性，提高免疫机能，抗氧化促进干扰素的合成等；嫩豌豆苗中还含有能分

解亚硝胺的酶，可以分解亚硝胺。因此，嫩豌豆苗有防癌、抗癌作用。

中医药学认为，豌豆性平味甘，入脾、胃、大肠经，具有和中益气、利小便、解疮毒、通乳消胀等功能，可以治疗霍乱、脚气、痈肿、产后乳少、糖尿病等病症。

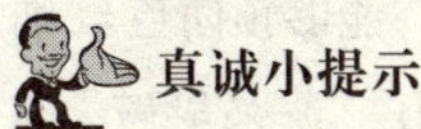
**真诚小提示**

豌豆虽有一定的营养和药用价值，但食之过多可腹胀，故脾胃虚弱者慎用。

**菠菜——预防贫血的常青菜**

菠菜中含有丰富的胡萝卜素、维生素C、钙、磷及一定量的铁、维生素E、膳食纤维、芸香苷、辅酶$Q_{10}$等有益成分，能供给人体多种营养物质。每100g菠菜含维生素C 30～40mg，比一般果菜类含量高，还含有核黄素等；含胡萝卜素2～4mg，其含量跟胡萝卜不相上下，但高出其他蔬菜许多。另外，菠菜还含有较多的粗纤维和微量元素钙、磷、铁等，是营养价值较高的叶菜类。其中铁的含量较高，有利于人体的造血。菠菜中还含有钼，钼可抑制人体中亚硝胺类致癌物质的合成和吸收。人体心肌中含有较高比例的钼，对维持心血管的正常功能也有重要作用。菠菜是受农药污染最轻的一种蔬菜。

**对疾病、健康的影响**

菠菜含有大量的植物粗纤维，具有促进肠道蠕动的作用，利于排便，且能促进胰腺分泌，帮助消化。

菠菜中含有丰富的胡萝卜素，在人体内转变成维生素A，它和核黄素（维生素$B_2$）能维护正常视力，防止夜盲症；此外，它能保持上皮组织细胞的健康，防止皮肤肿瘤的发生和发展，增加预防传染病的能力，促进儿童生长发育。

菠菜中含有丰富的铁，维生素C能够提高铁的吸收率，并促进铁与造血的叶酸共同作用，有效地预防贫血症，对缺铁性贫血有较好的辅助治疗作用。

菠菜中含有一种类胰岛素样物质，其作用与胰岛素非常相似，能使血糖保持稳定。

菠菜含有丰富的胡萝卜素、维生素 A、维生素 $B_2$ 等，能够保护视力，防止口角炎等维生素缺乏症的发生。

菠菜中含有大量的抗氧化剂，具有抗衰老、促进细胞增殖、激活大脑功能、增强青春活力的作用。

菠菜中的维生素 $B_1$、叶酸（又叫维生素 M）比较多，能够预防巨红细胞性贫血、白血球减少症、智力退化症等。菠菜根中含有“菠菜皂碱”A 和 B，它们具有抗菌活性，所含的皂草甙则可以降低体内胆固醇。

菠菜有利于清理人体肠胃的热毒。中国药学认为，菠菜性甘冷滑，有通血脉、开胸润燥、调中下气、止血、利尿、轻泻、消炎等作用。近年研究人员还发现，常食菠菜可防感冒、冠心病，抑制癌细胞的形成。

**真诚小提示**

绿叶蔬菜是否新鲜在很大程度上会影响它的味道和营养价值，如维生素 C 会随着时间流失，因此，要选择叶片颜色深绿而有光泽，叶片尖又充分舒展且分量充足的菠菜。购买菠菜后，应该尽早食用。为了防止其干燥，应该用湿纸包好装入塑料袋或用保鲜膜包好放在冰箱里，一般在 2 天之内食用可以保证菠菜的新鲜。

**韭菜——初春第一洗肠草**

韭菜的水分含量丰富，可以达到 90%，热量较低。每 100g 中含有钙 48mg、磷 48mg、铁 1.7mg、抗坏血酸 29mg，是铁、钾、维生素 A 的上等来源，也含有一定的维生素 C，它所含维生素的量比大白菜高 44 倍，比西红柿高 11 倍，为菠菜、胡萝卜的 1 倍。最突出的是韭菜中含有挥发性的物质，具有刺激食欲的作用。

**对疾病、健康的影响**

韭菜含有较多的纤维素，能增加肠胃蠕动，利于排便，能有效地预防习惯性的便秘，可以减少致癌物质在肠内的结聚，减少肠癌的发生率，因此，它有“洗肠草”之称。

韭菜性温，味辛，具有补肾起阳作用，故可用于治疗阳痿、遗精、早泄等男性疾病，有“天然的伟哥”之称。

韭菜含有挥发性精油及含硫的化合物硫代丙烯，散发出一种独特的辛香气味，能刺激肠胃，引起消化器官的兴奋，具有促进食欲和降低血脂的作用，对高血压、冠心病、高血脂等有一定疗效。含硫化合物还具有一定的杀菌消炎作用。

韭菜中含有丰富的钙和铁元素，而这两种元素分别对于骨骼、牙齿的形成和预防缺铁性贫血有很大意义。

中医学认为韭菜能行气理血，有散瘀活血、行气导滞作用，适用于跌打损伤、反胃、肠炎、吐血、胸痛等症。

**真诚小提示**

春季食用韭菜有益于肝脏。初春时节的韭菜品质最佳，其他季节则为次。加之春天人体肝气易偏旺，从而影响到脾胃的消化与吸收，若多吃韭菜，可养肝，增强脾胃之气，对健康有益。

**芦笋——降血脂抗癌首选美蔬**

芦笋是国际公认为“世界十大名菜之首”、“蔬菜之王”，是一种高档而名贵的蔬菜。它之所以有如此高的美誉，并不是偶然的。营养学家认为它是健康食品和全面的抗癌食品，含有接近全面而合理的营养。根据现代营养学的分析，芦笋是一种最为符合现代营养的绿色蔬菜，所含蛋白质、碳水化合物、多种维生素和微量元素的质量优于普通蔬菜，但所含的热量和碳水化合物都低，所含的蛋白蛋较高，为一般蔬菜的数倍，维生素和矿质元素的含量很是丰富，且微量元素种类全、比例适当，而且有优越的微量元素谱。如胡萝卜素（维生素A）的含量是胡萝卜的1.5倍，维生素$B_1$、维生素$B_2$、维生素C、烟酸（尼克酸）以及钙、铁等，均为一般的蔬菜、水果几倍到几十倍不等。

值得提出的是，芦笋的碘含量亦较高。绿色主茎的芦笋比白色的芦笋含有更多的维生素A。越细越短的芦笋营养成分含量越高，笋头是分生组织，活性物质含量高，表皮营养成分含量高。

**对疾病、健康的影响**

芦笋含有大量以天门冬酰胺为主的非蛋白质含氮物质和天门冬氨酸，以及多种甾体皂甙物质、甘露聚糖、胆碱等，对心脏病、高血压、心率过速、疲劳症、水肿、膀胱炎、排尿困难等病症有一定的疗效。据报道，芦笋体内含有丰富的天门冬酰胺酶，对治疗白血病有很好的效果。而芦笋的贮藏根可作为利尿剂。

芦笋中氨基酸含量高而且比例适当，其中精氨酸与赖氨酸之比为1.06，根据营养学标准，此比值接近1.0的食物，对降血脂有作用。具有甜味的氨基酸含量较大，因此绿芦笋品质甜美、鲜香可口。叶酸含量极高，具有预防婴儿巨红血球性贫血的作用，是孕妇补充叶酸的佳品。

芦笋有独特的治癌效果，原因在于芦笋含有天然的拓扑异构酶抑制剂——天然的拓扑替康，能有效地抑制癌细胞中“拓扑异构酶”的活性。芦笋对癌细胞有抑制作用，抑瘤作用强（抑瘤率达30.32%～72.33%）。试验证明，芦笋含有的叶酸和核酸，具有防止癌细胞扩散的功能，对于癌症有抑制作用。因此，芦笋对各种癌细胞均有较好的抑制和防止癌细胞扩散的功能，能显著改善免疫功能。国际癌症病友协会研究认为，芦笋对各种癌症都有预防和治疗功效，尤其对淋巴、膀胱癌、肺癌、皮肤癌和肾结石有特殊疗效。经常食用芦笋，对高血压、高血脂、心脏病、心血管硬化、肾炎、胆结石、肝功能障碍和肥胖均有良好的预防治疗作用，是中老年人的健康食物。

中医学认为，芦笋性微温、味甘苦，入肺、胃经。有滋阴润燥、健脾益气、生津解渴、清热利便、抗癌解毒的功效。夏季食用，有清凉降火作用，能消暑止渴。

**真诚小提示**

芦笋虽好，但不宜生吃，否则易腹胀、腹泻。辅助治疗肿瘤疾患时，应保证每天食用才能有效。但患痛风和糖尿病后不宜多食。

芦笋所含的叶酸很容易被破坏，若用来补充叶酸，应避免高温烹煮，最佳的食用方法是用微波炉小功率热熟。

**卷心菜——疗效广泛的家庭菜**

提起卷心菜，人们对它再熟悉不过了。卷心菜也是一种营养极高的蔬菜，所含的水分极高，达到了90%，而所含的热量却很低。其中所含的营养素均为人体必需的营养素。

卷心菜的营养价值与大白菜相差无几，其中维生素C的含量还要高出

一半左右。卷心菜还含有纤维素、碳水化合物及各种矿物质，它所含维生素A，比西红柿多3倍；所含矿物质钙，比黄瓜多4倍；维生素P的含量也在蔬菜中名列前茅；还含有多量的维生素E和胡萝卜素。各种卷心菜都是钾的良好来源。除此之外，卷心菜中的维生素U样因子含量高，而且比人工合成的效果要好。

**对疾病、健康的影响**

现代研究表明，卷心菜良好的防衰老、抗氧化的效果与芦笋、菜花同样处在较高的水平。因其含水分大，是肥胖患者和糖尿病患者的理想食品。

世界卫生组织推荐的抗癌食物中，卷心菜排名第三。卷心菜含有天然多酚类化合物中的吲哚类化合物，是一种天然的防癌良药。它具有最强烈的酶诱导能力，它可使肝脏中的有关酶的活性提高54倍，使小肠黏膜中的这种酶的活性提高30倍。卷心菜中含有较多的微量元素钼，能抑制亚硝酸胺的合成，具有一定的抑制癌症的作用。此外，卷心菜中的果胶以及大量的粗纤维能结合并阻止胆固醇、胆石症的吸收，加速食物通过肠道，这对动脉硬化、胆石症患者均有脾益，而且具有防癌的功效。

卷心菜能提高人体免疫力，预防感冒，保证癌症患者的生活指标。含有大量抗溃疡因子的维生素U，具有分解亚硝酸铵的作用，对溃疡有很好的治疗作用，能加速创面愈合，是胃溃疡患者的有效食品。多吃卷心菜可以增进食欲，促进消化，预防便秘。此外，卷心菜富含叶酸，这是甘蓝类蔬菜的一个优点，是怀孕的女性、贫血患者的理想蔬菜。

卷心菜中含的维生素A、钙和磷，这些物质能够促进骨骼的发育，是防止骨质疏松的主要物质，能促进血液循环和儿童的发育以及老年人的骨骼的健壮。

新鲜的卷心菜中有植物杀菌消炎作用，对咽喉疼痛、外伤肿痛、蚊叮虫咬、胃痛牙痛等都有一定疗效。

卷心菜也是重要的美容品，经常吃卷心菜对皮肤美容也有一定的功效，能防止皮肤色素沉淀，减少青年人雀斑，延缓老年斑的出现。

中医学认为卷心菜性甘平，无毒。具有健脾和胃益心肾、益肠胃、明耳目的作用，有补髓、利关节、壮筋骨、宽胸除烦、消食下气、清热止痛等功效。

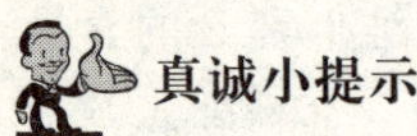

**真诚小提示**

经过冷藏保存的卷心菜含有更加丰富的维生素 C。

酸泡菜并没有因加入钠而使营养改变，与未发酵的卷心菜的营养没有多大的变化。

**花椰菜——天赐的良药**

花椰菜含有非常丰富的营养维生素和矿物质，含有少量的蛋白质和脂肪。其中钙 18mg、铁 1.1mg 以及丰富的胡萝卜素、维生素 C、维生素 K 和其他的微量元素，并含有多种吲哚衍生物。每一盘熟菜花提供的维生素 C 相当于一个中等大小的橘子所能提供的量。生的菜花与煮熟的相比，至少能多提供 20%的维生素 C。白、绿两种菜花的营养、作用基本相同，绿色的较白色的胡萝卜素含量要高些。与其他大多数的甘蓝品种相比，白色的菜花含有低量的维生素 A。

**对疾病、健康的影响**

花椰菜的含水量高达 90%以上，而热量较低，每 100g 仅含热量 23～32kcal，因此，对于希望减肥的人来说，它既可以填饱肚子，又不会使人发胖。

长期食用花椰菜可以减少乳腺癌、直肠癌及胃癌等癌症的发病几率。据美国癌症协会报道，在众多的蔬菜水果中，花椰菜、大白菜的抗癌效果最好。现代医学的研究表明，花椰菜中含的磷较高，磷能调节体内的酸碱度。花椰菜含有丰富的硒和吲哚衍生物，有防癌解毒的作用。据国内外的医学界认定，花椰菜所含的一种特别三价碳化物，对防治乳腺癌特别有效。花椰菜对杀死导致胃癌的幽门螺杆菌具有神奇的功效。因此，花椰菜已被各国列为抗癌食品。

常吃花椰菜有爽喉、开音、润肺、止咳的功效。因此，西方人把花椰菜称为“天赐的良药”和“穷人的医生”。

中医学认为，花椰菜性平味甘，能清热润肺、生津止渴、增强食欲、帮助消化，对肥胖、视力衰弱及水肿者有疗效，并可预防动脉硬化。

**真诚小提示**

花椰菜吃的时候要多嚼几次，这样才更有利于营养的吸收。

在烹炒花椰菜时，为了减少维生素 C 和抗癌化合物的损失，可采用沸水焯后，断其生味，急火快炒，调味后迅速出锅的做法，或烹制成半汤菜，以保持其有益成分和清香脆嫩的特点。

**芹菜——降压清热的大众蔬菜**

芹菜富含多种营养素，芹菜叶柄含水分高达 94%，含的热量低（100g 含 13.4kcal）。含多量的蛋白质，比瓜果类食品高出 1 倍多；含丰富的钙、磷、铁等矿物质，是钾的优质来源；是维生素 A 和维生素 C 的一般来源。

不少人忽视了芹菜叶的营养价值，因为芹菜叶中的营养成分远远高于芹菜茎，叶中胡萝卜素含量是茎的 88 倍；抗坏血酸的含量是茎的 13 倍；维生素 $B_1$ 是茎的 17 倍；蛋白质是茎的 11 倍；钙超过茎的 2 倍。因此，要尽可能地把芹菜叶也吃掉。另外，芹菜的种子是所有蔬菜种子最轻的一种，据测算，7000 多颗种子的重量不到 30g，但却含有丰富的热量和营养成分，如蛋白质、脂肪、纤维素、钙、铁以及锌、镁等微量元素。

**对疾病、健康的影响**

芹菜中含有大量的纤维素，可以促进肠胃蠕动和排便，经常食用，可预防大肠癌。

芹菜的营养物质丰富，其中磷和钙的含量较高。常吃，对高血压、血管硬化、神经衰弱、小儿软骨病等有辅助治疗作用。同时，芹菜还含有挥发性的芹菜油，具有香味，能促进食欲。

芹菜中含丰富的钾，对高血压及其并发症具有一定的治疗作用，对于血管硬化、神经衰弱也有辅助治疗作用。

芹菜中含有的铁量较多，故缺铁性贫血患者可以把它当作补益佳品常食。

芹菜含有芫荽（即芫茜）甙、甘露醇、绿原酸、有香气的挥发油等化学物质，是人体不可缺少的物质，有促进鱼、肉消化作用，可治疗高血压，患高压者常吃芹菜可降压。

芹菜中含有大量的食物纤维，具有预防心血管疾病、糖尿病和结肠癌的作用。经常吃芹菜，可以中和尿酸及人体内的酸性物质，对痛风的防治具有一定的效果。

芹菜是一种功能食品，有十分明显的促进男女性兴奋的作用，故在西方有“夫妻菜”之称，曾被古希腊的僧侣们列为禁食品。据有关的研究资料报道，芹菜能降低男性精子的生成，常吃芹菜，可以减少精子的数量，有助于避孕；芹菜籽的提取物对已孕或未孕的子宫有收缩的作用。

芹菜具有本草疗效的作用，可以用来治疗最常见的人体水肿。多吃芹菜，有利尿消肿、促进人体组织水分的排泄。临床上以芹菜水煎，可治疗乳糜尿，有效率达 85.7%。

芹菜还有美容功效，如用芹菜捣烂绞汁洗脸，既养颜洁面，又能防止皮肤粗糙干涩。

中医学认为其味辛甘、性凉、平肝清热，有健胃、降压等功效。可治高血压、眩晕头痛，具利大小肠、涤热明目的作用。

**真诚小提示**

芹菜有降血压的作用，所以低血压病人慎用。芹菜性凉，脾胃虚弱、便秘者或慢性腹泻者则不宜多食。

**茄子——心血管患者的佳蔬**

茄子果实鲜嫩可口，有较高的营养价值。含有多种维生素、脂肪、蛋白质、糖及矿物质等，是一种物美价廉的佳蔬。其中的维生素 A、维生素 B、维生素 C 以及钙、铁、磷含量较多。特别是茄子富含维生素 PP（尼克酸），百克紫茄中的含量高达 720mg 以上，不仅在蔬菜中出类拔萃，就是一般水果也望尘莫及，其含量最多的部位是紫色表皮和果肉的结合处，所以茄子以紫色品种为上品。

**对疾病、健康的影响**

茄子富含的维生素 PP（尼克酸）等营养物质能增强人体细胞间的黏着力，增强毛细血管的弹性，降低毛细血管的破裂出血，使血小板保持正常功能，并有预防坏血病以及促进伤口愈合的功效。因此，常吃茄子对防止脑溢血、高血压、动脉硬化等症，对咯血、紫斑症及坏血病等有一定的预防作用。

茄子有防治胃癌的作用。最近的医学研究发现：在茄子等茄属植物中，还含有一种名为“龙葵碱”的物质，该物质具有抗癌功效。国外已把提取出的龙葵素，用来治疗胃癌、唇癌、子宫颈癌等症。一些接受化疗的消化道癌症患者出现发热时，也可用茄子作辅助治疗食物。

茄子中含有一定量的硫胺素，具有增强大脑和神经系统功能的作用，故常吃茄子可以增强记忆力，缓解脑部疲劳，是学生、脑力工作者的最佳营养选择。

此外，茄子所含的维生素 E 及茄子纤维中所含的抑角苷，有防止出血和抗衰老功能，常吃茄子，具有降低胆固醇的功效。

茄子药用效果显著，其性凉味甘，有清热解毒、活血止痛、利尿消肿、降低胆固醇等功效。作为保健及食疗佳蔬，对老年人及心脑血管病患者尤为适宜。

**真诚小提示**

茄子属于寒凉性质的食物。所以夏天食用，有助于清热解暑，对于容易长痱子、生疮疖的人，尤为适宜。消化不良、容易腹泻的人，则不宜多食。

茄子遇热极易氧化，颜色会变黑而影响美观，如果烹调前先放入热油锅中稍炸即可避免。

**胡萝卜——明目抗癌的佳品**

胡萝卜中胡萝卜素的含量高，各类品种中，尤以深橘红色的胡萝卜素含量最高。每 100g 鲜胡萝卜中含有 3.64mg 胡萝卜素，为西红柿的 6 倍，芹菜的 19 倍，还含有人体所需的 9 种氨基酸和 10 种酶以及多种的矿物质等。

胡萝卜的大多数品种含水分高，胡萝卜的含糖量高于一般的蔬菜并有芳香的甜味，但提供的热量低。

脱水胡萝卜所提供的热量最高，胡萝卜泥和蒸熟的胡萝卜所供给的热量仅为生胡萝卜的 2/3。

**对疾病、健康的影响**

胡萝卜含有丰富的胡萝卜素，在人体内能够转化为维生素 A。维生素 A 是保持视力正常，防治夜盲症、干眼病以及有促进有机体正常繁殖、维持上皮组织，防止肺病和上呼吸道感染、皮肤毛囊角化病等疾病的重要营养物质。由于维生素A能维护皮肤健康，使皮肤和毛发光润，因此，胡萝卜被列为健美食品。

胡萝卜素能增强人体的免疫力，对防治癌症有奇妙的作用。它能防止上消化道及上皮细胞的炎症，从而切断癌前病变，阻止致癌物质引起细胞突变恶化，并可以促使已向癌变化的细胞逆转，恢复成为正常的细胞。女性多食胡萝卜可以降低乳腺癌的发病率。另外，可以降低癌症病人的化疗反应，对内脏有保护作用，有利于消除化疗反应。

胡萝卜中的食物纤维含量丰富，有消除便秘的作用。和西芹、洋白菜一块烹调，有更好的食疗作用。

胡萝卜是一种营养丰富的植物性食物，可以清除致人体衰老的自由基。它含有丰富的B族维生素和维生素C，因此，多吃些胡萝卜，对加强营养、补血养血、润泽皮肤、抵抗衰老、增进健康是十分有益的。

胡萝卜所含的芳香挥发油，可以起到增进消化和杀菌的作用。

**真诚小提示**

最好放些油在锅中煸炒，或与肉同炖，这样有利于胡萝卜中的胡萝卜素被人体消化吸收。如果将胡萝卜生吃或煮吃，就不能吸收其所含的大量胡萝卜素。

胡萝卜与白萝卜混合烧煮，曾是许多家庭中的一种通常食用法，这种吃法也不科学。因为白萝卜中的维生素C含量极高，一旦与胡萝卜同煮，就会丧失殆尽，胡萝卜中的一种分解酶会将维生素C破坏掉。

**雪里蕻——预防坏血病的佳品**

雪里蕻是芥菜类蔬菜中叶用芥菜的一种，质地紧密，水分少，纤维多，有强烈的芥辣香味，并稍带苦味。

雪里蕻含有较多的钙、磷、铁以及维生素A、维生素C等。其中维生素C的含量比瓜菜类、豆类多2～3倍，胡萝卜素的含量比瓜类、豆类多十几倍。

**对疾病、健康的影响**

雪里蕻等芥菜类蔬菜含有丰富的食物纤维，可促进结肠蠕动，缩短粪

便在结肠中的停留时间，防止便秘，并通过稀释毒素，降低致癌因子浓度，从而发挥解毒防癌的作用。还可防治便秘，尤适宜老年人及习惯性便秘者食用。

雪里蕻含有一种硫代葡萄甙的物质，经水解后能产生挥发性芥子油，具有促进消化吸收的作用。芥菜类还具有一种特殊的鲜香气味，能增进食欲，帮助消化。

雪里蕻能利尿除湿，促进机体水、电解质平衡。因其性热，故还可温脾暖胃。

雪里蕻所含的维生素A不但能维护正常视力，而且可以提高人体的防癌能力；它含有大量的抗坏血酸（维生素C），是活性很强的还原物质，参与机体重要的氧化还原过程，能增加大脑中的氧含量，激发大脑对氧的作用，有醒脑提神、解除疲劳、防止坏血病的作用。

芥菜类蔬菜有清热解毒、抗菌消肿的作用，能抗感染和预防疾病的发生，抑制细菌毒素的毒性，促进伤口愈合，可用来辅助治疗感染性疾病。

**真诚小提示**

雪里蕻一般不宜鲜食，要做成腌菜和干菜供人食用。

雪里蕻作为家常菜不宜烧得过烂，否则鲜味全无，且易诱发高血压。对于内热偏盛，患有疮疡、痔疮便血及眼疾的人应少食。

**白菜——富含钙质的清爽菜**

白菜含水量高（约95%），热量很低，是减肥者的极好食品。

一杯熟的白菜汁能够提供几乎与一杯牛奶一样多的钙。由于部分地区的人很少食用乳制品，所以，他们可以通过食用足量的白菜来获得很多的钙。大豆也是一种钙的良好来源，但是豆类中钙与磷的比值很低，极易影响钙的吸收，而白菜的钙磷比值则较高。所以，这两类食物是互为补充的。

白菜既是铁质的一般来源，也是钾的良好来源，还是维生素A的极好来源。它含有的钙和维生素C甚至比苹果和梨还要高，大量的粗纤维更是许多蔬菜难以比拟。此外，它还含少量的脂肪、蛋白质和碳水化合物。

白菜有大白菜和小白菜之分，营养成分大致相同。但小白菜中胡萝卜素和维生素C的含量比大白菜要高，每100g含1.49mg胡萝卜素、40mg维生素C。所含胡萝卜素是大白菜的74倍，所含维生素C约是大白菜的3倍多，所含的钙是大白菜的2倍。不过，它所含的糖类和碳水化合物略低于大白菜。

白菜酸渍后的酸白菜，不仅保存了原有的营养成分，还增添了原来没有的乳酸。乳酸作为养分，能直接被人体吸收，还有助于促进胃酸分泌，帮助消化。

**对疾病、健康的影响**

白菜中含有的矿物钙、磷能够促进骨骼的发育，加速人体的新陈代谢和增强机体的造血功能。胡萝卜素、烟酸等营养素，也是维持生命活动的重要物质。

白菜还富含维生素 $B_1$、维生素 $B_6$、泛酸等，具有缓解精神紧张的功能。学生在考试前多吃小白菜，有助于保持平静的心态。

白菜富含抗过敏的维生素A、维生素B族、维生素C、钾、硒等，有助于荨麻疹的消退。

白菜中有一些微量元素，它们能帮助分解同乳腺癌相联系的雌激素。它还可以抑制人体对亚硝酸胺的吸收与合成，有防癌抗癌的效果。据日本学者研究认为，白菜抗氧化“锈蚀”的效果与芦笋、菜花不相上下。在防癌食品排行榜中名列第二，对预防乳腺癌有益。这也正是美国纽约激素研究所的科学家发现中国和日本女性乳腺癌率比西方女性低得多的原因，正是由于她们常吃白菜的缘故。

白菜中的纤维素不但能起到润肠、促进排毒的作用，还能促进人体对动物蛋白质的吸收。

秋冬季节空气特别干燥，寒风对人的皮肤伤害很大。白菜中含有丰富的维生素C、维生素E，多吃白菜，可以起到很好的护肤和养颜效果。

中医学认为，白菜微寒味甘，有养胃生津、除烦解渴、利尿通便、清热解毒、化痰止咳、清热解毒的功效。民间也常说：“鱼生火，肉生痰，白菜豆腐保平安。”

**真诚小提示**

切白菜时，宜顺丝切，这样白菜易熟。烹调时不宜用煮焯、浸烫后挤汁等方法，以避免造成营养素的大量损失。

白菜在腐烂的过程中，所产生的大量亚硝酸盐会使血液中的血红蛋白丧失携氧能力，使人体发生严重的缺氧现象，甚至有生命危险。亚硝酸盐还能形成强致癌物质亚硝胺，因此，不能食用腐烂的白菜。

**葱——驱邪利脏的病菌克星**

葱含水分达91%，有较少的脂肪，能提供中等的能量（30kcal/100g）。

新鲜葱叶中的胡萝卜素和维生素C的含量都相当高，叶子嫩绿的小葱中的营养素含量比大葱高。小葱无论是维生素C还是胡萝卜素方面都比较优秀，算是一种高营养的蔬菜。

葱中含有较多的蛋白质、多种维生素、氨基酸和矿物质，特别是含有维生素A、维生素C和具有强大的杀菌能力的蒜素。

**对疾病、健康的影响**

葱有较强的抗癌作用，是因为葱中含有谷胱甘肽，它与致癌物质相结合，具有解毒作用。除此之外，它还含有各种抗癌物质如维生素A，直接攻击癌细胞，同时能提高机体的免疫能力，起到间接攻击癌细胞的作用。

葱中含有相当量的维生素C，有舒张小血管、促进血液循环的作用。经常吃葱的人，即便脂多体胖，但胆固醇并不增高，而且体质强壮。维生素C在抗癌方面有着巨大的作用。

葱含有微量元素硒，并可降低胃液内的亚硝酸盐含量，对预防胃癌及多种癌症有一定作用。

葱与蒜一样，能够预防血胆固醇升高和动脉硬化，降低血压、保护血管，减少血栓的发生。因此，葱对于体力活动较少、大脑过度疲劳、容易患心血管疾病的脑力劳动者特别有益。

葱含有具刺激性气味的挥发油和葱素，能去除腥膻等油腻厚味菜肴中的异味，产生特殊香气，可以刺激消化液的分泌，增进食欲。其中的葱素是杀菌的能手，可以杀灭口腔中和呼吸道中的细菌。

中医学认为，葱能够发汗解表，民间常用大葱加姜和红糖煮汤来治疗感冒初起。葱具有健胃功效，可提高食欲，增强体质。多吃生葱，还能温暖身体，提高人体的抵抗力，预防呼吸道传染病。

**真诚小提示**

北方以大葱为主，大葱多用于煎炒烹炸；南方多产小葱，一般都是生食或拌凉菜用。

每天食用葱，对身体有益。葱可生吃，也可凉拌当小菜食用，作为调料，多用于荤、腥、膻以及其他有异味的菜肴、汤羹中，对没有异味的菜肴、汤羹也起到增味增香的作用。

葱叶中含有丰富的胡萝卜素，不要轻易丢弃。

葱对汗腺的刺激作用较强，有腋臭的人在夏季应慎食；多汗的人应忌食。过多食用会损伤视力。

**菜椒——绿色佳蔬保健菜**

菜椒肉厚而脆嫩，营养丰富。其中维生素C含量丰富。青果含水分93.9%左右、碳水化合物约3.8%，红熟果含维生素C最高可达460mg。

**对疾病、健康的影响**

菜椒含有抗氧化的维生素和微量元素，能增强人的体力，缓解因工作、生活压力而造成的疲劳。

菜椒可以预防癌症。菜椒的有效成分辣椒素是一种抗氧化物质，它可阻止有关细胞的新陈代谢，从而终止细胞组织的癌变过程，降低癌症细胞的发生率。菜椒所含的维生素C也能够有效地防止癌症。

菜椒含有丰富的维生素C、维生素K，可以防治坏血病，对牙龈出血、贫血、血管脆弱有辅助治疗作用。

菜椒能够解热、镇痛。菜椒辛温，能够通过发汗而降低体温，并缓解肌肉疼痛，因此，具有较强的解热镇痛作用。

菜椒有降脂减肥的作用。菜椒所含的辣椒素，能够促进脂肪的新陈代谢，防止体内脂肪积存，有利于降脂、减肥、防病。

菜椒特有的味道和所含的辣椒素有刺激唾液分泌的作用，能增进食欲，帮助消化，促进肠蠕动，防止便秘。一般人都会感觉到，吃了带有辛辣味的菜椒之后会心跳加快、皮肤血管扩张。所以，中医学认为，菜椒有

温中下气、散寒除湿的作用。

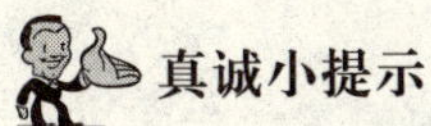

**真诚小提示**

不宜一次吃得过多。辣味重的菜椒容易引发痔疮、疮疥等炎症，故很辣的青椒要少吃。

溃疡、食道炎、咳喘、咽喉肿痛、痔疮患者应注意少食。

**西红柿——心血管的保护神**

西红柿含有最重要的、含量最多的就是胡萝卜素中的一种——番茄红素，一般每 100g 含 2～3mg，最高能达到 20mg。一般来说，西红柿颜色越红，番茄红素含量越高，黄色的、未成熟和半成熟的青色西红柿番茄红素含量相对较低。粉红色的西红柿，其番茄红素的含量也不如红色的高。夏季自然熟透的比冬季产的含番茄红素要高。

西红柿和西红柿汁水分含量高（约 94%），热量低，是维生素 A、维生素 P 和维生素 C 的较好来源。

西红柿的维生素 C 的含量高，如果一个人一天吃 300g 的西红柿就可以满足人一天对维生素和矿物质的需要。它含有一定的糖分，其中大部分是易被人体吸收的葡萄糖和果糖。西红柿还含有美味成分的谷酰氨酸、柠檬酸、苹果酸等，营养和口味都较好。

**对疾病、健康的影响**

西红柿中含有较多的苹果酸、果酸、柠檬酸，能消除导致人体产生疲劳的物质；它可以软化血管，促进人体对钙、铁等元素的吸收，帮助胃液消化蛋白质和脂肪。

番茄红素是一种使西红柿变红的天然色素，它在人体内的作用类似胡萝卜素，是一种很强的抗氧化剂。实验证明，番茄红素对心血管具有保护作用，有较好的抗动脉粥样硬化、抗氧化损伤及保护血管内皮功能的作用，人体血浆中的番茄红素含量越高，冠心病的发病率就越低。西红柿多汁，可以利尿，肾病患者亦可以多食。

番茄红素也是一种独特的抗氧剂，可抑制某些癌症自由基，保护细胞，使脱氧核糖核酸及基因免遭破坏，防止癌症的发生，降低恶性肿瘤发生率的作用。国内外专家经研究认为，西红柿除了对前列腺癌有预防作用外，还能有效地减少胰腺癌、直肠癌、喉癌、口腔癌、肺癌、乳癌等癌症的发病危险。

西红柿中含有较丰富的谷胱甘肽，这种物质是维护细胞正常代谢不可或缺的物质，可减少皮肤上的色素，保持青春净洁，推迟细胞衰老。

国内外的研究还发现，西红柿的提取物有降低前列腺抗源 PSA 的作用，前列腺患者多吃西红柿是有益的。

西红柿还有一种有降低血质和消炎作用的特殊成分西红柿碱。每天早晨空腹生吃西红柿 1～2 个，对治疗高血压、眼底出血症等，均有一定的疗效。

西红柿含有的烟酸、维生素 C 以及且有抗压作用的芦丁和钾，对改善高血压有很大的作用。

烟酸能维持胃液的正常分泌，促进红细胞的形成，有利于保持血管壁的弹性和保护皮肤；所含大量的维生素 C，参与骨胶原的合成，可保持皮肤的弹性，防止坏血病；芦丁和钾对改善高血压有很大的作用。所以，多食用西红柿对防治动脉硬化、高血压和冠心病也有帮助。

西红柿还含有果胶和膳食纤维等，有促进肠胃蠕动、预防便秘的作用。

中医学认为，西红柿性味甘、酸、微寒。有生津止渴、健胃消食、凉血平肝、清热解毒，降低血压的功效。对高血压、肾脏有良好的辅助治疗作用。

### 真诚小提示

对于维生素 C 缺乏的患者来说，生吃西红柿不失为补充维生素 C 的一种好办法。但尚未成熟的青西红柿含有毒素，不宜食用。成熟后的西红柿含西红柿碱量极少，可以安全食用。

忌空腹吃西红柿，因西红柿中有大量的胶质、果质与柿胶酚、可溶性收敛剂等成分，这些东西易与胃酸起化学作用，结成不易溶解的块状物，阻塞胃的出口，使胃发生痉挛，引起腹痛。

肠胃虚寒者忌食西红柿。西红柿性寒，对肠胃虚弱的人不利。

此外，部分西红柿因为在生长的过程中使用了植物激素而表现为顶部

凸出，这种西红柿也不宜食用。

### 3. 最佳上榜水果

**木瓜——减压镇痛的食疗佳品**

木瓜为“果中之王”，是一种营养价值极高的水果。木瓜味道香甜，其中除了丰富的糖分外，还含有维生素A、维生素B族、维生素C以及铁、钙、有机酸、纤维素等营养成分。其中，β胡萝卜素和维生素C的含量特别高，后者是苹果的20倍，它们是天然的抗氧化剂，能有效地预防感冒，并阻止致癌物质亚硝胺的合成。

做熟了的木瓜中，β胡萝卜素、B族维生素和维生素C几乎全部被破坏了，起不到什么保健作用。

**对疾病、健康的影响**

木瓜含有丰富的蛋白质、维生素、矿物质及高量酵素，能合理地补充人体各种必需营养成分。

木瓜可以消除体内过氧化物等毒素，净化血液，对肝功能障碍及高血脂、高血压病具有防治效果。

吃木瓜能够帮助消化、清理肠胃，靠的是木瓜蛋白酶的作用。这种蛋白酶在未成熟的青木瓜中含量最高，大约是成熟后红木瓜的2倍，可以消灭人体内某些细菌和蛔虫。

木瓜中富含齐墩果酸，它具有护肝降酶、降血脂等功效，还能治疗急性细菌性痢疾，对伤寒、痢疾杆菌和金色葡萄球菌、癌细胞有较强的抑制作用。

特有的木瓜酵素可帮助消化，防治便秘，具有分解坏死细胞的能力，可预防消化系统的癌变。

此外，木瓜还可均衡、强化青少年和孕妇妊娠期荷尔蒙的生理代谢平衡，减轻脸部黑斑、色斑、青春痘的产生，可淡化已生成的色斑、黑斑，润肤养颜，并具有明显的丰胸效果。

**真诚小提示**

木瓜生吃比做熟后吃更有营养。木瓜可以搭配着肉类一起吃。因为木瓜蛋白酶是最好的蛋白质分解酶，可以帮助人体分解肉类中的蛋白质，有助消化。

木瓜偏寒，胃寒、体虚者不宜多吃，否则容易导致腹泻。

**草莓——“水果皇后”**

草莓营养丰富，富含多种有效成分。果肉中含有大量的糖类、蛋白质、有机酸、果胶等营养物质，每100g草莓含糖6%～11%。草莓是人体必需的纤维素、铁、钾、维生素C和黄酮类等成分的重要来源。

草莓的维生素C含量特别高，每100g鲜果肉中含维生素C 60mg，相当于苹果、西瓜、葡萄的7～10倍，实为一种滋补果品，有“水果皇后”之称。每天吃大约8颗草莓就可满足成年人的营养需求了。

草莓含有大量的花色素、苷色素、天竺葵色素等，所以呈现出鲜艳诱人的红色。

**对疾病、健康的影响**

草莓的营养素易被人体消化、吸收，也不会受凉或上火，是老少咸宜的健康食品。

食用草莓能促进人体细胞的形成，有益于维持牙齿、骨、血管、肌肉的正常功能，促进伤口愈合，能促使抗体的形成，增强人体的抵抗力，并且还有解毒作用。

草莓有益心健脑的特殊功效，它所含有的活性物质具有较高的防癌抗癌作用。据美国农业研究中心研究发现，在能够降低癌死亡率的8种食品中，草莓居于首位。

草莓含有多种有机酸、果酸和果胶类物质，能分解食物中的脂肪，促进食欲，帮助消化，促进消化液分泌和胃肠蠕动，排除多余的胆固醇和有害重金属。草莓是鞣酸含量丰富的食物，在体内可以吸收或是阻止人体对化学致癌物质的吸收，且有防癌作用。

食用草莓对冠心病、高血压、高血脂、动脉硬化、便秘、贫血、肺结核、气虚、消化不良、暑热烦渴、糖尿病、小便频数、遗精遗尿等多种病

症有治疗作用。草莓更是孕妇和老年人不可多得的保健食品，也是对女性很好的美容佳品，对头发、皮肤有很好的滋养作用。

草莓富含钾，有帮助预防高血压的功效。草莓含糖量低，故糖尿病患者也可以吃草莓，但每次最多吃 5～6 颗就可以了。

草莓中所含的胡萝卜素是维生素 A 的重要来源，且有明目养肝的功效，对视力和贫血且有一定的滋补作用。

此外，草莓还具有清肺化痰、补血补虚、润肠通便的功效，常食可增进消化，对防止心血管疾病也有好处。

**真诚小提示**

草莓保鲜期短，仅能置于冰箱保鲜 1～2 天，所以建议一次购买量不要过多。

要选择色泽鲜亮、有光泽、颗粒大、清香浓郁、蒂头叶片鲜绿、无损伤腐烂者为优。颜色过白或过青都表示尚未成熟。

应注意的是，食用前必须用清水彻底洗净干净才能食用。草莓属于低矮的草茎植物，又因草莓表面凹凸的缘故，容易受到污染，危害健康。在清洗草莓时不要先把蒂头叶片去掉，也不要浸泡。否则，反而会受更多的污染。

**橘子——补阳益气的传统佳果**

橘子营养丰富。每 100g 果肉中，含胡萝卜素 0.3mg，维生素 $B_1$ 0.93mg，维生素 40mg。果皮中还含有挥发油、黄酮类等物质，果汁中含有苹果酸、柠檬酸等。

橘子含有较高的热量。含有较多的维生素 A、胡萝卜素、钙、磷、铁等，所含的营养成分为梨的数倍不等。

**对疾病、健康的影响**

有研究表明，吃橘子的人患冠心病、高血压、糖尿病，痛风的几率比较低。

橘子富含维生素 C 和柠檬酸，前者具有美容作用，后者则具有消除疲劳的作用。如果把橘子内侧的薄皮一起吃下去，除维生素 C 外，还可摄取膳食纤维——果胶，它可以促进通便，并且可以降低胆固醇。

橘皮苷可以加强毛细血管的韧性，降血压，扩张心脏的管状动脉，因此可以说，橘子是预防冠心病和动脉硬化的佳果。美国佛罗里达大学研究证实，食用橘子可以降低堆积在动脉血管中的胆固醇，有助于使动脉粥样硬化发生逆转。

在鲜柑橘汁中有一种抗癌活性很强的物质“诺米灵”，它能使致癌化学物质分解，抑制和阻断癌细胞的生长，能使人体内除毒酶的活性成倍提高，阻止致癌物对细胞核的损伤，保护基因的完好。

**真诚小提示**

肠胃功能欠佳者，吃太多的橘子容易发生胃粪石的困扰。饭前或空腹时不宜食用。吃橘子前后一小时不要喝牛奶，因为牛奶中的蛋白质遇到果胶会凝固，会影响人体对钙的消化吸收。

橘子不宜多吃，吃完应及时刷牙漱口，以免对口腔牙齿有害。橘子含热量较多，如果我们一次食用过多，就会“上火”，从而触发口腔炎、牙周炎等症。过多食用柑橘类水果还会引起“橘子病”，出现皮肤变黄等症状。

**猕猴桃——滋补强身的“水果金矿”**

猕猴桃含有6%的果糖、15%的葡萄糖、多种维生素、微量元素及多种的人体需要的氨基酸。果实中维生素C的含量特别高，一般每100g鲜果中含维生素C 100～200mg，高者可达420mg。蛋白质含量为每100g果肉含1.6g，是营养丰富、含水量大、产热量低的果品。

**对疾病、健康的影响**

猕猴桃含有丰富的叶黄素，能够防止视网膜上出现斑点恶化所致的失明，有助于白内障患者恢复视力。

猕猕猴桃含有大量的天然糖醇类物质肌醇，能有效地调节糖代谢，调节细胞内的激素和神经的传导效应，对防止糖尿病和抑郁症有独特功效。

猕猴桃含有丰富的维生素C，作为一种强抗氧化剂，能够抑制体内因过多地食用烧烤食物而产生的硝化反应，防止癌变的发生；所含抗突变的谷胱甘肽成分，有利于抑制诱发癌症基因突变，对肺癌、肝癌、皮肤癌、前列腺癌等多种癌细胞病变有一定的抑制作用。

猕猴桃富含精氨酸，能有效地改善血液流动，阻止血栓的形成，对降低冠心病、高血压、心肌梗塞、动脉硬化等心血管疾病的发病率和治疗阳痿有特别功效。

猕猴桃能够提供较为全面的营养，可以明显提高肌体活性，促进新陈代谢，协调机体机能，阻断致癌物质，增加体质，延缓衰老。长期食用猕猴桃鲜果，可降低血脂和血压，对心脑血管疾病、胃病、糖尿病等多种常见病、多发病均有较好的防治效果。

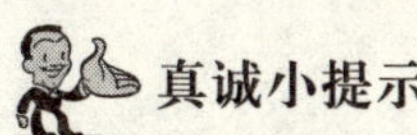

**真诚小提示**

猕猴桃性寒，易伤脾胃而引起腹泻，故不宜多食。脾胃虚寒者应慎食，大便溏泻者不宜食用。

猕猴桃中富含维生素 C，易与奶制品中的蛋白质凝结成块，不易消化吸收，并使人出现腹胀、腹痛、腹泻等现象。故食用猕猴桃后，不能立刻喝牛奶或吃其他乳制品。

**芒果——抑制胆固醇的天然佳果**

生芒果的含水量较高，约为 82%。每 100g 含有 66kcal 热量，未成熟的果子含有淀粉，成熟时转为糖。

芒果果实含有糖、粗纤维，芒果所含有的维生素 A 成分特别高，是所有水果中少见的。其次维生素 C 含量也不低，每 100g 果肉含维生素 C 56.4～137.5mg，有的可高达 189mg。矿物质和氨基酸等，也是其主要营养成分之一。

芒果果肉多汁，鲜美可口，兼有桃、杏、李和苹果等的滋味，如盛夏吃上几个，能生津止渴、消暑舒神。

**对疾病、健康的影响**

芒果具有清肠胃的功效，对于晕车、晕船有一定的止吐作用。

芒果含有芒果酮酸，具有抗癌的药理作用。芒果含有大量的维生素 A，因此具有防癌、抗癌的作用。

芒果含有营养素及维生素 C、矿物质等，除了具有防癌的功效外，同时也具有降低胆固醇、甘油三酯的作用。常食芒果，可以补充维生素 C 的不足，具有防止动脉硬化及高血压、心血管疾病的作用。

芒果中含有大量的纤维，可以促进排便，对于防治便秘具有一定的好处。

芒果中含有一种芒果甙的物质，这种物质具有明显的抗脂过氧化的作用，能延缓细胞衰老，提高脑功能。它能明显地提高红细胞过氧化氢酶的活力和降低红细胞血红蛋白。它还有祛疾止咳的功效，对咳嗽、痰多、气喘有辅助治疗的作用。

由于芒果中含有大量的维生素，因此经常食用芒果，可以起到保护视力、滋润肌肤的作用，是女性的美容佳果。

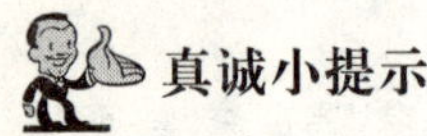

**真诚小提示**

芒果性热湿毒，若本身患有皮肤病或是肿瘤，应当避免进食。

芒果含糖量高，所以糖尿病患者应忌食。

**杏——防癌抗癌佳果**

杏果肉黄软，香气扑鼻，酸甜多汁，营养丰富，含有多种有机成分和人体所必需的维生素及无机盐类，是一种营养价值较高的水果。杏的营养价值更多地体现在杏仁上。杏仁中含蛋白质27％、脂肪油53％、碳水化合物11％，每100g杏仁中含钙111mg、磷385mg、铁70mg，此外，还含有胡萝卜素、抗坏血酸以及苦仁甙等。此外，还含有茶酚和黄酮类等物质。

**对疾病、健康的影响**

未成熟的杏果实中含类黄酮较多。类黄酮有预防心脏病和减少心肌梗死的作用。因此，常食杏脯、杏干，对心脏病患者有一定的好处。

杏是维生素 $B_1$ 含量最为丰富的果品，而维生素 $B_1$ 又是极有效的抗癌物质，并且只对癌细胞有杀灭作用，对正常健康的细胞无任何毒害。经常吃杏，具有防癌益寿的作用。

苦杏仁能止咳平喘、润肠通便，可治疗肺痛、咳嗽等疾病。甜杏仁和日常吃的干果大杏仁偏于滋润，有一定的补肺作用。

杏仁还含有丰富的维生素C和多酚类成分，这种成分不但能够降低人体内胆固醇的含量，还能显著地降低心脏病和很多慢性病的发病危险性。

杏仁富含维生素E，有美容功效，能促进皮肤微循环，使皮肤红润光泽。

甜杏仁有润肺、止咳、滑肠的功效，适合干咳无痰、肺虚久咳及便秘等症；苦杏仁对于因伤风感冒引起的多痰、咳嗽气喘、大便燥结等症状疗效显著。

**真诚小提示**

杏仁有苦甜之分，甜杏仁既可以作为休闲小吃，也可做凉菜用；苦杏仁一般入药，并有小毒，不能多吃。但是，加工成的杏脯、杏干、有害的物质已经挥发或溶解掉，可以放心食用。

每次可吃3～5个（约50g）。有呼吸系统问题的人更适合。癌症患者以及术后放化疗的人适宜食用。

产妇、幼儿、病人、特别是糖尿病患者，不宜吃杏或杏制品。

**柿子——物美价廉的降压果**

柿子中含碳水化合物很多，每100g柿子中含10.8g，其中主要是蔗糖、葡萄糖及果糖，这也是大家感到柿子很甜的原因。柿子中的其他营养成分则不多，只含有少量的脂肪、蛋白质、钙、磷、铁和维生素C等。另外，柿子富含果胶，它是一种水溶性的膳食纤维，有良好的润肠通便作用，对于便秘有很好的治疗作用。

柿子之所以有涩味，是因为它含有鞣酸（又称单宁酸）。

**对疾病、健康的影响**

食用柿子可以促进血中的乙醇氧化，鲜柿子含碘量高，所以多食柿子可以防治甲状腺疾病；柿子的涩味成分可使收缩压和舒张压明显降低，有抑制离体蛙心的作用。柿酚有驱肠虫的作用。柿子还有降脂作用。

以色列希伯莱大学教授葛林斯坦（Shela Gorinstein）说，每天吃约100g的柿子，就足以预防动脉硬化——心脏病突发、中风的发生。

中医学认为，柿子性味甘涩，微寒无毒，可清热润燥、化痰止咳，主治咳嗽、烦热口渴、吐血和口疮等症。鲜柿、柿饼、柿霜、柿蒂、柿叶都是很好的药物。

**真诚小提示**

柿子不可与白薯同食。因为吃了白薯，人的胃里会产生大量的盐酸，如果再吃些柿子，柿子在胃酸的作用下会产生沉淀，沉淀物积结在一起，就会形成不溶于水的结块，既难以消化，又不易排出。

不可吃生柿子，也不宜空腹吃柿子；不易与蟹、酒同食。

外感咳嗽，中寒腹痛及脾虚下利者，均不宜食用柿子。

**西瓜——促进新陈代谢的瓜果之王**

西瓜味道甘甜多汁、清爽解渴，是盛夏佳果，它除了不含脂肪和胆固醇外，几乎含有人体所需的各种营养素，是一种最富有营养、最纯净、食用最安全的食品。西瓜中含有多种人体所需的营养成分和有益物质，如大量的蔗糖、果糖、葡萄糖，丰富的维生素C，有机酸、氨基酸以及钙、磷、铁等矿物质。

西瓜里也含有丰富的西红柿红素，这种过氧化物使西瓜和西红柿呈现出喜人的红色。西红柿红素也是一种有助于预防心脏病和某些癌症的抗氧化剂。

新鲜包装的西瓜要比室温储藏的西瓜含有的番茄红素多40%，而β—胡萝卜素的含量也要多出50%～139%。β—胡萝卜素会在人体内转化为维生素A。

**对疾病、健康的影响**

西瓜可清热解暑、除烦止渴。西瓜中含有大量的水分，在急性热病发烧、口渴汗多、烦躁时，吃上一块又甜又沙、水分十足的西瓜，症状会马上改善。

它还含有能使血压降低的物质。在治疗肾炎和降低血压方面，西瓜可算是果菜之中的好食物。它所含的糖和盐能利尿并消除肾脏炎症。

西瓜中含有的蛋白酶能把不溶性蛋白质转化为可溶的蛋白质，增加肾炎病人的营养。

吃西瓜后尿量会明显增加，这可以减少胆色素的含量，并可使大便通畅，对治疗黄疸有一定作用。

新鲜的西瓜汁和鲜嫩的瓜皮可增加皮肤弹性，减少皱纹，增添光泽。因此，西瓜不但有很好的食用价值，还是女性高效经济的美容药，想变得光彩照人就不要放过西瓜。

**真诚小提示**

不要吃刚从冰箱里拿出来的西瓜。西瓜含糖量高，糖尿病人要慎食。

西瓜寒凉，过分的寒凉刺激会减弱正常的胃蠕动，影响胃功能。因此，脾胃虚寒、消化不良及有胃肠道疾患的人不宜一次吃得太多，否则会使大量水分进入胃中，冲淡胃液，造成消化不良，使胃肠道的抵抗力下降。

心衰或肾炎患者不宜多吃西瓜，以免加重心脏和肾脏的负担，使病情加重。夏至之前和立秋之后，体弱者不宜食用。

## 4. 最佳上榜干果

**核桃——健脑益智的神果**

核桃含有丰富的营养。每100g核桃中，含脂肪20～64g，核桃中的脂肪71％为亚油酸，12％为亚麻酸，蛋白质15～20g，蛋白质亦为优质蛋白，核桃中脂肪和蛋白是大脑最好的营养物质。含糖类为10g，此外，含有钙、磷、铁、胡萝卜素、核黄素、维生素$B_6$、维生素E、胡桃叶醌、磷脂、鞣质等营养物质。

核桃中所含的大量脂肪和蛋白质，而且这种脂肪和蛋白质极易被人体吸收。500g核桃仁相当于2500g鸡蛋或4500g牛奶的营养价值。它所含的蛋白质中含有对人体极为重要的赖氨酸，对补充大脑神经的营养极为有益。

核桃含的锌、锰、铬等不少。锌、锰、铬等微量元素是人体不可缺少的，锌、锰是组成人体内分泌腺如脑垂体、胰、性腺的关键成分。

核桃有强化脚部、腰部力量的作用，特别适合作为产后女性恢复体力、提神健脑的补品。

不管是身体好的还是身体不好的人，经常吃些核桃，既能强壮身体，又能免去疾病的困扰。

**对疾病、健康的影响**

核桃含有较多的蛋白质及人体营养必需的不饱和脂肪酸，这些成分皆为大脑组织细胞代谢的重要物质，能滋养脑细胞，增强脑功能。

核桃有防止动脉硬化、降低胆固醇的作用。常食核桃不但不会升高胆固醇，还能减少肠道对胆固醇的吸收，促进体内胆固醇在肝脏内降解为胆汁酸，随胆汁排出体外，所以，很适合动脉硬化、高血压和冠心病人食用。核桃还可用于治疗非胰岛素依赖型糖尿病。

核桃有防癌抗癌的功效。核桃对多种肿瘤，如食道癌、胃癌、鼻咽癌、肺癌、甲状腺癌、淋巴肉瘤等都有不错的抑制作用。此外，核桃对癌症患者还有镇痛、提升白血球及保护肝脏等作用。

核桃中的维生素 $B_6$ 能帮助受损的心脏再生；核桃中的叶酸也有助于维持心肌的代谢；核桃中的补骨乙酸能扩张冠状动脉，兴奋心脏，增强心肌功能。

核桃含有的脂肪主要是亚麻油酸，是人体理想的肌肤美容剂。此外，还含大量维生素 E。因此，经常食用，有润肌肤、乌须发的作用，可以令皮肤滋润光滑，富有弹性。

核桃含有丰富的维生素 B 和维生素 E，可防止细胞老化，能健脑、增强记忆力及延缓衰老。

核桃含大量的脂肪，所以能润肠、治愈大便秘结，并可使体型消瘦的人增胖。所以，核桃是很难得的一种高脂肪性物质的补养品，能补虚强体，提供营养。

核桃能医治失眠和神经衰弱。核桃中含有丰富的磷脂，磷脂是细胞结构的主要成分之一，充足的磷脂能增强细胞活力，对造血、促进皮肤细腻、伤口愈合和毛发生长都有重要的作用。

当感到疲劳时，嚼些核桃，有缓解疲劳和压力的作用。

中医学认为，核桃有补肾固精、温肺定喘的功效，对肾虚、尿频、咳嗽等症有很好的疗效。

**真诚小提示**

核桃含有较多的脂肪，所以一次吃得太多，会影响消化。

有的人喜欢将核桃表面的褐色薄皮剥掉，这样会损失掉一部分营养，所以不要剥掉这层薄皮。

核桃含油成分高，泄泻及脂溢性皮炎者少吃。核桃含鞣酸，可与铁剂、酶制剂及钙剂结合降低药效。吃核桃时，应少饮浓茶。

**花生——名副其实的长生果**

花生含脂肪和蛋白质均很丰富，有“植物肉”和“绿色牛奶”的美称。花生内含有人体内不能合成的8种氨基酸与卵磷脂、胆碱、不饱和脂肪酸、蛋氨酸、维生素A、维生素B、维生素E、维生素K以及钙、磷、铁等多种营养成分，是一种营养十分丰富、全面的食物。

花生的蛋白质含量为25%～30%，仅次于大豆，而高于芝麻、油菜和棉籽，与红肉类似。花生蛋白含有人体必需的8种氨基酸，精氨酸含量高于其他坚果，生物学效价高于大豆。

花生含脂肪43%～55%，其中75%以上为不饱和脂肪酸，单不饱和脂肪酸含量在50%以上，不含胆固醇。花生含10%～13%的碳水化合物，其中约6%为非淀粉多糖，2%为可溶性纤维。

花生含有多种维生素，其中维生素E、叶酸的含量非常丰富。

花生的无机盐含量约占3%，富含难以从其他食物获取的铜、镁、钾、钙、锌、铁、硒、碘等元素。

花生富含植物胆固醇、白藜芦醇、异黄酮、抗氧化剂等植物活性化学物，有重要的保健作用。

花生中含有比大豆更少的抗营养因子，棉籽糖和水苏糖的含量只相当于大豆蛋白的1/7，更易被消化吸收。

**对疾病、健康的影响**

花生有益于心脑血管健康，能够改善微血管循环，避免血栓形成，降低心血管疾病的发生率；多吃花生，可降低Ⅱ型糖尿病危险性；多食花生，可增加血清中镁的水平，预防心血管疾病。

花生保护心血管的作用不仅与其所含的高单不饱和脂肪酸有关，还可能与花生富含膳食纤维、维生素E、叶酸、铜、镁、精氨酸和植物活性化合物等有关，这些成分都具有预防心脏病的作用。精氨酸是一氧化氮的前体，有利于降低罹患心血管病的风险；叶酸可减少患冠心病的风险；白藜芦醇可抑制血小板聚集，能有效减少“坏”胆固醇，减低患心脏病和癌症的风险。

花生本身是高能、高蛋白和高脂类的植物性食物，但不含胆固醇和反式脂肪酸，而且富含微量营养素、植物固醇、白藜芦醇、异黄酮、抗氧化剂等物质，有重要的防病作用，更是乳、肉食物的优秀替代品，对增进健康有重要作用。

花生具有润肺和胃、祛痰止血、利水消肿、止血生乳的功效。主治久咳不止、产后少乳、慢性胃炎、慢性肾炎、血小板减少性紫癜等。

**真诚小提示**

花生以炖吃为佳，其营养素既不宜被破坏，又不温不火、口感潮润，入口香烂，老少皆宜。

醋拌花生食用，不但可以降低油腻，还可增加鲜、甜及香味，而且具有增进食欲、促进消化、杀菌等功效。

花生含的油脂较多，使用时需要大量的胆汁去消化，故胆病患者不宜食用。

花生霉变后含有致癌的物质——黄曲霉素，所以霉变的花生千万不能吃。

## 5. 最佳上榜禽肉

**鸭肉——善补虚劳的最佳禽肉**

鸭肉的营养价值很高，蛋白质含量高，脂肪含量低。鸭肉是肉类中B族维生素和维生素E含量较多的，钾、铁、铜、锌等矿物质的含量也都非常丰富。鸭蛋中矿物质、维生素A的含量也高于鸡蛋。

鸭肉中蛋白质含量比畜肉高得多，而脂肪、碳水化合物含量适中，特别是脂肪均匀地分布于全身组织中。鸭肉中的脂肪酸主要是不饱和脂肪酸和低碳饱和脂肪酸，因此熔点低，易于消化，含饱和脂肪酸量明显比猪、羊肉少。

鸭肉还是含维生素A和B族维生素比较多的肉类，对心脏有保护作用，可抗脚气病、神经炎和多种炎症。此外，与畜肉不同的是，鸭肉中钾的含量很高，还含有较高量的铁、铜、锌等微量元素。

中医学认为，鸭肉味甘微咸，性偏凉，入脾、胃、肺及肾经，具有“滋五脏之阴，清虚劳之热，补血行水，养胃生津，止咳息惊”等功效。食用鸭肉，可消暑滋阴、健脾化湿、补益虚损，故鸭肉实为善补虚劳的佳品。

**对疾病、健康的影响**

鸭肉蛋白质主要是肌浆蛋白和肌凝蛋白。另一部分是间质蛋白，其中含有溶于水的胶原蛋白和弹性蛋白。此外，还有少量的明胶，其余为非蛋白氮。肉食含氮浸出物越多，味道越鲜美。因此，老鸭汤比幼鸭鲜美，野鸭滋味更比老鸭好。因此，特别在夏季时，吃鸭肉能开胃，对身体特别有补益。

鸭肉中含有红酵母，有益于降低人体血液中总胆固醇的浓度，尤其是可以清除人体中有害的低密度蛋白，减少血液中的胆固醇。

鸭肉中所含的核黄素在细胞氧化过程中起着重要作用；硫胺素是抗脚气病、抗神经炎和抗多种炎症的维生素，是生长期、妊娠期及哺乳期的很好补充来源。维生素 E 是人体多余自由基的清除剂，在抗衰老过程中起着重要的作用，还能提供给人体较多的微量元素。总之，鸭的营养价值很高，经常吃些鸭肉，也许会收到意想不到的效果。

鸭肉味甘、咸，性微寒，具有滋阴养胃、清肺补血、利水消肿的功效，可用于血晕头痛、阴虚失眠、肺热咳嗽、肾炎水肿、小便不利、低热等症。

**真诚小提示**

不要经常吃烟熏的鸭肉，因为这种烹调方式会使鸭肉产生致癌物质。

对肥胖、动脉硬化患者来说，鸭肉的脂肪还是相对较多，应该少吃。

慢性肠炎者也要少吃，因为鸭肉味甘咸，吃了可能使肠炎病情加重。

鸭性偏凉，腹部疼痛、腹泻、腰痛、痛经等症状的人，暂时不要吃鸭肉，以免加重病情。

鸭肉忌与甲鱼、兔肉、核桃、木耳、荞麦同食。

**鸡肉——美味的营养之源**

鸡肉的蛋白质含量高达 23.3%，比猪肉、羊肉、鹅肉高 1/3，比牛肉也高。鸡肉的蛋白中富含全部的氨基酸，其含量与乳、蛋中的氨基酸谱极为相似，为优质的蛋白来源。

去皮鸡的脂肪含量很低，仅为 1.2%，比其他各类禽肉低得多。每 100g 去皮鸡中含有 24g 的蛋白质，仅有 0.7g 的脂肪，是几乎不含脂肪的高蛋白食品。

鸡肉还是磷、铁、钙、铜等矿物质的良好来源，并且富含维生素 A、维生素 D、维生素 K 、硫胺素、核黄素、维生素 C、生育酚及烟酸等。

鸡油中所含的不饱和脂肪酸较多，为是其他动物脂肪所不及，对老年人、小儿及心血管疾病患者较为有益。

鸡肉的营养价值，除了鸡皮、鸡油含脂肪高之外，所含多为不饱和脂肪，加上鸡肉含蛋白质丰富，非常符合“高蛋白、低脂肪”的优质营养条件。

**对疾病、健康的影响**

鸡肉中所含的蛋白质多，氨基酸种类多，而且消脂率高，很容易被人体吸收利用，有增强体力、强壮身体的作用。

鸡肉的脂类物质和牛肉与猪肉相比，含有较多的不饱和脂肪酸（单不饱和脂肪酸）和多不饱和脂肪酸，能够降低对人体不利的低密度蛋白胆固醇。

鸡脯肉中含有较多的 B 族维生素，且有消除疲劳、保护皮肤的作用；大腿肉中含有较多的铁质，可以改善缺铁性贫血；鸡翅中含有较多的骨胶原蛋白，具有强化血管、肌肉和肌腱的作用；鸡肉含有对人体生长发育有重要作用的磷脂类，是脂肪和磷脂的重要来源之一。

鸡肉对营养不良、畏寒怕冷、乏力疲劳、月经不调、贫血、虚弱等有很好的食疗作用。

鸡肉非常适合营养不良、贫血、神经衰弱等患者食用。

中医学认为，鸡肉有温中益气、补虚填精、健脾胃、活血脉、强筋骨的功效。

**真诚小提示**

鸡汤的味道十分鲜美，主要是由于汤内含有含氮浸出物及少量的维生素与矿物质。鸡汤所含的蛋白质量很低。因此，不要只吃鸡肉而不喝鸡汤。

痛风症病人不宜喝鸡汤。若不去掉鸡皮，鸡汤亦有鸡油，多属饱和脂肪酸。因此，多喝鸡汤只能是摄取更多的动物性脂肪，对心血管不利。

鸡屁股是淋巴最为集中的地方，也是储存病菌、病毒和致癌物的“仓库”，应丢弃，千万不要吃。

**猪肝——明目养血之品**

猪肝的营养含量是猪肉的 10 多倍，动物肝脏中维生素 A 的含量超过奶、蛋、肉、鱼等食品。

除此之外，还能补充维生素 $B_2$，维持健康的肤色，维持正常生长和生殖功能，增强人体的免疫反应，抗氧化、防衰老。

猪肝含丰富的蛋白质及动物性铁质，是营养性贫血儿童较佳的营养食品。

猪肝还含有大量的维生素 A，有助于幼儿的骨骼发育，促进表皮组织修复，对夜盲症有治疗的功用。

**对疾病、健康的影响**

肝脏是动物体内储存养料和解毒的重要器官，含有丰富的营养物质，具有营养保健功能，是最理想的补血佳品之一。

肝脏中铁质丰富，是补血食品中最常用的食物。尤其是猪肝，其营养含量是猪肉的 10 多倍。食用猪肝可调节和改善贫血病人造血系统的生理功能。

猪肝含有丰富的维生素 A，维生素 A 具有维持正常生长和生殖机能的作用，能保护眼睛，维持正常视力，防止眼睛干涩、疲劳，对于贫血的人和常在电脑前工作的人尤为适合。另外，它所含的维生素 A 能够维持健康的肤色，对皮肤的健美具有重要意义。

经常食用动物肝还能补充维生素 $B_2$，这对补充机体重要的辅酶，完成机体对一些有毒成分的去毒有重要作用。

猪肝中还具有一般肉类食品不含的维生素 C 和微量元素硒，能增强人体的免疫反应，可以抗氧化、防衰老，并能抑制癌症细胞的产生。

**真诚小提示**

吃猪肝前请先去毒。肝是体内最大的毒物中转站和解毒器官，所以买回的鲜肝不要急于烹调。应先把猪肝放在自来水龙头下冲洗10分钟。然后放在水中浸泡30分钟。烹调时间不能太短，至少应该在急火中炒5分钟以上，使肝完全变成灰褐色，看不到血丝才好。治疗贫血配菠菜最好。

## 6. 最佳上榜油料

**玉米油——抗癌防衰首选油**

玉米油为高营养食用油。除了含有碳水化合物、蛋白质、脂肪、胡萝卜素外，还含有核黄素、维生素等营养物质。玉米中的维生素含量非常高，为稻米、面粉的5～10倍。这些物质对预防心脏病、癌症等疾病有很大的好处。

玉米中含有丰富的脂肪，玉米脂肪中含有50％以上的亚油酸、卵磷脂和维生素E等营养素，这些物质均具有降低胆固醇、防止高血压及冠心病、细胞衰老及脑功能退化等效果，并有抗血管硬化的作用。

在当今被证实的最有效的50多种营养物质中，玉米含有7种“抗衰剂”——钙、谷胱甘肽、纤维素、镁、硒、维生素E以及脂肪酸等。

玉米含有丰富的钙质，每100g玉米能提供近300mg的钙，几乎与乳制品中所含的钙差不多，是钙质含量丰富的食物。玉米所含丰富的钙质，可起到降血压的功效。

**对疾病、健康的影响**

玉米油是以不饱和脂肪酸为主体的植物油，营养价值相当高，因为含有大量的油酸、亚油酸、维生素E，所以对于肿瘤、冠心病和抗衰老都有一定的作用。

玉米胚油中还含有较丰富的天然维生素E，它对人体具有重要的营养价值，它有促进细胞分裂、延缓衰老、降低血清胆固醇、防止皮肤病变的功能，还能减轻动脉硬化和脑功能衰退。对神经衰弱具有一定的辅助疗效。人体缺乏它，就会导致肌肉萎缩、不育或流产。

长期食用玉米油，可能降低血中胆固醇并软化动脉血管，是动脉硬化症、冠心病、高血压、脂肪肝、肥胖症患者和老年人理想的食用油。

玉米油为高营养食用油，可以使血脂有明显的下降，特别是抗癌、抗衰老的功效颇为显著。另外，玉米含有的黄体素、玉米黄质可以延缓眼睛老化。玉米中富含的维生素 C 等，有长寿、美容作用。玉米胚尖所含的营养物质有增强人体新陈代谢、调整神经系统功能，能起到使皮肤细嫩光滑，抑制、延缓皱纹产生作用。玉米有调中开胃及降血脂、降低血清胆固醇的功效。

此外，多吃玉米还能抑制抗癌药物对人体的副作用，刺激大脑细胞，增强人的脑力和记忆力。

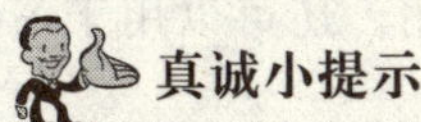

**真诚小提示**

玉米加黄豆，营养赛牛肉。将 1 份黄豆与 3 份玉米混合，磨成粉，用其熬成粥或制成各类成品，生物学价值可提高 76% 左右，几乎可与牛肉媲美。玉米与黄豆混食，其营养物质全面且丰富，而且多种氨基酸之间的配比较为合理，更适于人体需要。

在日常生活中，要注意玉米油不宜用塑料桶长期存放。

**米糠油——新型健康营养油**

米糠油是最近出现的一种新型的食用油，与人们现在食用的花生油、大豆油等不同，这种油是从稻谷的米皮、米糠里“榨”出来的。精炼后的米糠油清淡可口，消化吸收率很高。

稻谷的营养很大一部分存在于大米皮层及胚芽（俗称米糠）中。因此，米糠油中不仅含有较多的亚油酸等不饱和脂肪酸，而且脂肪酸含量达 47%，还含有丰富的谷维素、维生素、卵磷脂、肌醇和植物甾醇。因此，米糠油是一种保健性食用油，其营养价值超过豆油、菜籽油等。

米糠油中的谷维素是由十几种甾醇类阿魏酸酯组成的，可以阻止自体合成胆固醇，降低血清胆固醇的浓度，促进血液循环，调节人体内分泌和植物神经等功能。

米糠油的营养价值受稻米精制加工程度的影响，精制程度越高，则米糠中混入的胚乳就越多，它的营养价值也就越高。

**对疾病、健康的影响**

米糠中含有人体所需的亚油酸含量较多，还含植物固醇、谷维素等，能有效地降低血清胆固醇，预防动脉硬化。

米糠油能缓解心脑血管疾病，其作用是能明显地降低低密度蛋白（LDL）和升高高密度蛋白（HDL）。常见的植物油虽能降低 LDL，但同时也会使 HDL 下降。因此，米糠油在防治心脑血管疾病要强于其他的油类。米糠油是日本人的主导油脂，可以说，日本之所以能成为世界长寿“第一国”，米糠油功不可没。

米糠油中含的不饱和脂肪酸达 80％以上，而人体对不饱和脂肪酸的吸收率可达 92％～ 94％，有防止心血管疾病的作用，是健康的食用油。

米糠油中含有大量的维生素 E，它具有抗衰老的作用。还可以用于习惯性流产、不育症以及进行性肌肉营养不良的辅助治疗。

植物钙和肌醇能促进人体的新陈代谢，有治疗神经衰弱、神经炎和儿童佝偻病等功能。

谷维素具有重要的医疗作用，对女性经前期紧张症、更年期综合征、月经性精神病、植物神经功能性失调及血管性头痛均有较好的疗效。同时，对牙齿具有保健的功能，能防止牙龈发炎。

谷醇在肠内有竞争性地抑制胆固醇的作用，在临床上用于降低胆固醇。近年来，人们还发现谷醇具有促进人体修复组织的作用。

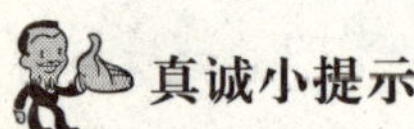
**真诚小提示**

米糠油中脂肪酶活性较高，长期贮存易引起脂肪变质。

**芝麻油——疗效独特的仙家食品**

芝麻油有普通芝麻油和小磨香油，它们都是以芝麻油为原料所制取的油品。两者营养成分大致相同，其脂肪酸中含有油酸、亚油酸、软硬脂酸和花生酸。

芝麻油的组成特点是脂肪酸中的饱和脂肪酸含量较小，但是芝麻油仍然很稳定。这是因为其中含有较多的“不皂化物”，主要是固醇、芝麻酚、芝麻酚林、芝麻素之类的东西。

芝麻油是一种天然的抗氧化剂，这是其他的植物所没有的，它使芝麻

和芝麻油成为“长寿”食品。

**对疾病、健康的影响**

芝麻油中含有的亚油酸、花生四烯酸和多不饱和脂肪酸约占脂肪酸的 60%左右，能有效地阻止动脉粥样硬化，预防心血管疾病。

芝麻油还含有能推迟细胞衰老的物质——维生素 E。人体器官衰老的原因主要是脂肪的过度氧化，使细胞膜和细胞结构发生损伤。维生素 E 有很强的抗氧化能力，能阻止脂肪过度氧化，还能使细胞稳定，延长细胞寿命。

据研究报道，人的正常细胞在体外培养时，一般分裂 50～70 代后就要衰老死亡，但在含维生素 E 的培养液中，细胞分裂可以延长到 120 代。而细胞生命的延长，也就意味着机体衰老进程的推迟。所以，芝麻油能够推迟机体的衰老。

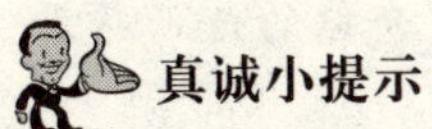

**真诚小提示**

芝麻油虽然稳定，但是仍注意避光、热，用金属罐保存。

# 远离十种不健康的食品

有不少的食品，味道鲜美，深受人们的喜爱。但是，从健康的角度来看，它们却是危害健康的“无形杀手”。这些食品为人们所提供的营养很单一，或是含有大量的不利健康的物质，所含的高热量会引起肥胖，并含有诱发癌症等病的危险物质。对于这类食物，我们最好离它远一点好，要让它们远离我们的餐桌，尽量地不吃或是少食为好。以下介绍的是世界卫生组织点名“批评”的10种“垃圾”食品。

## 1. 油炸类食品：心血管疾病的元凶

炸油饼、炸油条、炸糕等是我们日常中的常用食品，炸鸡、炸薯条等更是许多孩子们的至爱。这类食品丰富多彩，色、香、味俱佳，加之这些食品散发着油脂固有的香味，使人无法拒绝来自它的诱惑，在自觉或不自觉中，或是在有意或无意中进食了不少。殊不知，这种极具诱惑力的油炸类食品是一个不折不扣的“微笑杀手”。

油炸类食品是导致心血管疾病的元凶。油炸类食品因为含有较多的油脂，热量高，还含有较高的氧化物，经常食用，会导致肥胖与肥胖相关的一系列疾病，如高血脂症、冠心病、糖尿病、脂肪肝等。油炸食品是一类高脂肪、高热量，高胆固醇、低维生素、低膳食纤维的综合体。可以肯定，经常过量食用油炸类的食品，就有可能引发肥胖和高血脂，还可以进一步发展为中风或糖尿病等症。

油炸类食品还极易诱发致癌变。这类食品在油炸的过程，极大地破坏了维生素，也使蛋白质变性，产生大量的致癌物质。

高温使食物产生低级的脂肪酸、氧化物等，这些物质对人体的酶具有破坏的作用。已有研究表明，常吃油炸食品的人群，其肺癌、肠癌等癌症的发病率远远高于不吃或是极少吃油炸食品的人群。油条中还掺入的明矾，含有铝的有机物，常吃油条会对大脑的细胞产生毒害，令人记忆力下降，行动迟缓，过早衰老，从而引发老年痴呆症。

所以，对于油炸食品要尽量少吃，以每周食用不要超过 2 次为宜。吃的时候要细嚼慢咽，以便于消化。在进食后，要注意适当多进食蔬菜和水果，使营养搭配平衡。晚餐不要进食油炸的食物，以防因活动较少引起能量在体内蓄积过多引发肥胖。

## 2. 腌制类食品：高血压的始作俑者

目前各种咸菜、咸鱼、咸肉、咸蛋等腌制品，成为很多家庭的常备菜，这种小菜给人一种爽口之感，觉得非此无味，再加上传统因素的影响，吃腌制食品早已经形成习惯。加上近年从日本、朝鲜传过来的泡菜，还有西方风味的腊肉都作为一种时尚成为了餐桌上的“常客”。不过，虽然腌制食品味道鲜美，但对于健康却是很不利的。

在腌制食品的过程中需要大量放盐，这导致腌制食品的钠盐含量超标，造成常常进食腌制食品者肾脏的负担加重，发生高血压的风险增高。还有，食品在腌制过程中可产生大量的致癌物质亚硝酸胺，导致鼻咽癌、胃癌等恶性肿瘤的发病风险大为增高。此外，由于高浓度的盐分可严重损害胃肠道黏膜，故常进食腌制食品者，胃肠炎症和溃疡的发病率较高。

各类腌制的食品在腌制的过程中，维生素 C 几乎是“全军覆没”，长期食用，会易引发多种疾病。腌制的酸菜中含有较多的草酸和钙，由于它的酸度高，在食用后不易在肠内形成酸钙被排出体外，在被人体大量吸收后，极易沉积在泌尿系统形成结石。

所以，对于这类食品要把它作为主食的点缀，适当吃些以调节胃口，增加食欲，不可使它在餐桌上“备受重视”。

### 3. 加工肉类食品：隐形的致癌杀手

火腿、烤肠等加工肉类的食品，由于味香色美、食用起来方便，对人们有着不小的吸引力，特别是对少年儿童更是有着不可抗拒的诱惑力，而成为很多家庭餐桌上的美食。但是，这类食品却对健康有着不小的威胁。

加工过的肉类食品，远没有新鲜的食品营养高，并含有对人体有害的物质。火腿含有极高的致癌物质亚硝酸盐，使潜在的致癌风险增加；并且火腿等为高钠食品，大量食用，可导致摄入的盐分过多，造成血压波动及肾功能损害。而且经过精加工的肉食品，如肉干、肉松、香肠等，不仅其营养成分流失了很多；并且在加工过程中常常添加各种食品防腐剂、增色剂和食品色素，会造成肝脏的负担加重。如果这些食品添加剂特别是在多种混合使用的情况下，或是没有按安全的剂量和范围内使用，危害较大，可能有一定的毒性，甚至可能致癌。

所以，把加工肉类食品作为餐桌上的主食是不适宜的。如果吃火腿时和方便面一同进食则危害就更大了。因此，不妨将火腿类食品作为配餐食品，和主菜搭配食用，在主菜上配上几片火腿肉，在色、香、味、形上都显品味，于健康又无大碍，不失为一个好的方法。

### 4. 肥肉和动物内脏：心脏的最大敌手

肉类是人们日常离不了的食品，内脏也是人们经常食用的食品。而且更有“吃啥补啥”的理论，使人们对于动物内脏更是青睐有加。但是，这也对健康构成一定的威胁。

肥肉和动物的内脏含有大量的蛋白质和维生素以及矿物质，但这些食物中却含有大量的胆固醇以及大量的“坏脂肪”——饱和脂肪酸。近年来的研究已确定为导致心脏病最重要的两类膳食因素。现在医学界已经明确，长期大量地食用动物内脏类的食物，肯定会导致心血管病和恶性肿瘤，如乳腺癌、结肠癌等的风险大幅地增加。

猪肝是一种营养非常丰富的食品。据研究分析，猪肝中除含有大量的

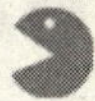

蛋白质和维生素 A 外，还含有丰富的钙、磷、铁及维生素 $B_1$、维生素 $B_2$ 等。但猪肝不仅是物质代谢的重要器官，也是体内解毒和排泄某些物质的主要场所，内含有很多毒素。因此，猪肝中会积累代谢产生的毒素，多吃可能会对健康造成危害。

所以，为了自己的健康，要尽量食用瘦肉，肥肉不能多吃，要能很好地加以控制，减少或是禁食肥肉及动物的内脏，要把这作为膳食的金科玉律加以遵守。

## 5. 方便类食品：有热量没营养

为了适应快节奏的生活，方便面和膨化食品等方便类食品越来越多地成为人们口中的食品。而且方便类食品食用方便，味道鲜美，不少人特别是小孩把它当作主食来吃，这很容易引起营养不足，要引起重视。

其实，快餐类食品的成分主要为碳水化合物和调味剂，所以，它只能提供给人体热量，而没有营养价值。其盐分含量很高，是典型的“高盐、高脂肪、低维生素、低矿物质”食品，不具备人体对营养的全面要求。长期食用这种高盐食品，会增加肾脏的负荷，会使血压升高。

方便面中还含有“人造脂肪”（反式脂肪酸），对心血管有相当大的负面影响。它还含有大量的香精和防腐剂，这对肝脏都有不利的潜在影响。若长期食用，可能造成某些营养素的缺乏而罹患疾病。方便面类食品含有较多的油脂，容易氧化酸败，对人体内的酶具有一定的破坏作用，常食会加速人体的衰老。

吃方便类食品仅仅可作为一时的“权宜之计”，在不方便时或是不能及时进餐或是为了变换口味，偶尔进食代替正餐，切不可用此类食品代替正餐，以免引起营养不良。

## 6. 罐头类食品：营养缩水的“伪水果”

有人常把罐头作为佐餐类的食物来搭配使用，如果少量地进食，可以改善口味，对健康没有大碍。有些人特别喜欢罐头那浓重的甜味，而在不知不觉地贪嘴而超量进食，还以为多吃水果有益健康，殊不知这些“伪水果”多食无益。人们在青睐鱼肉类罐头、水果罐头等各种罐头类的食品时，却忽视了它的营养严重不足。

这类食品最大的缺陷在于其营养素的重度缺失。无论是何种罐头，其中的营养素都遭到破坏。在罐头的加工过程中，肉中的维生素，特别是B族维生素、叶酸都受到一定程度的损失，对于水果罐头来说，维生素C几乎全部被破坏。再者，罐头类食品都采用了高温高压的方式进行灭菌，肉中的蛋白质长时间受热，人体必需的氨基酸遭到破坏，会使蛋白质变性，使其消化吸收率大大降低，营养价值大幅度“缩水”。

而且很多的水果类罐头为了增加口感，都添加了大量的糖。这些糖通过液体被摄入人体后，使人可在短时间吸收过多的糖，导致血糖大幅升高，胰腺负担大为加重；同时，过多的糖进一步转化为脂肪，极易导致肥胖。

看来还是每天吃适宜的新鲜水果才是保持健康的上策。

## 7. 奶油类食品：导致肥胖的“糖衣炮弹”

冰淇淋、冰棒、冰糕以及蛋糕等日渐成了人们的新宠，特别是儿童们的最爱。但这类食品是真正的“糖衣炮弹”，甜在嘴里，伤在心里。

奶油类食品的主要成分是糖分和脂肪，能产生很高的能量，但营养素的含量并不高。若是经常吃奶油类食品，可导致体重增加引发肥胖，甚至出现血糖和血脂升高。若是长期食用，还易引起高血压。

如果饭前吃奶油、饼干、蛋糕，会摄入过多的热量，让人产生饱腹感，从而降低食欲。高脂肪、高糖分常常影响胃肠的排空，甚至导致胃食管反流。所以，很多人在空腹进食奶油制品后会出现反胃、烧心等症状。

所以，要把蛋糕限定于“生日餐桌”，除了午餐外，其余的三餐和晚上睡觉前不要食用，一次食量不要超过中等大小的2块，进食后要及时漱口刷牙。对于这类食品的狂热者来说，要注意多吃一些清淡的蔬菜和高钙食品，如乳制品、豆腐等。

## 8. 饼干类食品：美味的健康“杀手”

饼干的品种繁多，口感酥脆香甜，很多人喜欢以这类食品作为点心或甜点，甚至成为人们的早餐。但是，经常食用饼干类食品，同样会损害健康。

饼干中含有很多糖分，过多的糖分在代谢时需要消耗多种的维生素和矿物质，会因而影响人体对其他的蛋白质、维生素、矿物质和膳食纤维的摄入，造成缺乏维生素、缺钙缺钾等营养缺乏。久而久之，可导致体重增加，甚至出现血糖和血脂升高，导致心脑血管疾病的发生。多吃甜食还会使血液趋向酸性，不利于血液的循环并会减弱免疫系统的防御功能，导致胰岛素等分泌紊乱，使人体内分泌失调，引发心脑血管疾病、糖尿、肥胖症等慢性疾病。

饼干类食品在高温加工的过程中，易产生超过饮用水中规定标准 300 倍的高浓度丙烯酰胺致癌物质，可以破坏人体的免疫系统，并可致阳痿、瘫痪和各种癌症。另外，奶油、饼干类食品中的食用香精和色素过多，会增加肝肾的负担。

所以，在选择饼干时要注意选择低温烘烤和全麦饼干为好。在购买食品时，如果发现食品包装上的说明中，配料表上标示出“植物奶精”、“起酥油”、“植物奶油”以及“氢化植物油”等字样，都意味着产品的美好口感来自“人造脂肪”，购买时就要慎重考虑。

## 9. 烧烤类食品：飘香的“食物毒品”

飘香的羊肉串，甜味十足的煨红薯，美味可口的烤鸭、烧鸡以及鲜香的熏鱼，一直是许多人的至爱。殊不知，这些烧烤类食品是一种飘香的“食物毒品”。

牛羊肉在烧烤的过程中，会产生大量的三苯四丙吡，这种物质为诱发癌症的三大物质之首。如果常吃或是多吃烧烤类的食物，这种致癌的物质，就可以在体内蓄积，从而诱发胃癌、肠癌。可以说，吃 1 只烤鸡腿的毒性，要胜过 60 支烟的毒性。此外，还含有可引起人体组织细胞突变的致突变源，比“三苯四丙吡”的致癌作用还要大100倍。研究表明，女性爱吃烧烤类的食品，她们罹患乳腺癌的几率明显地增高。

在烧烤时，肉中的维生素被破坏，氨基酸也同样遭到了破坏，蛋白质发生异常变性，这将严重影响对营养素的吸收，会加重肾脏、肝脏的负担。

另外，烧烤类食品中产生了一种还原糖的交联物（蛋白质的一种），它同身体中的糖相互作用，容易导致动脉硬化。对于那些不能调控血糖的糖尿病患者来说，这种吃烧烤类的食品更加危险。

由于对人体有着极大的危害，因此要尽量地少吃。对于一些一时不能禁食的人，可以用油煎炸勾芡的肉，作为其替代品来食用。

## 10. 可乐类饮料：可口的“定时炸弹”

碳酸饮料以其清暑解渴、口味酸甜受到人们的喜爱，成为日常的饮品。但是常喝碳酸饮料，对人体带来的副作用大大超过对感官的刺激。

可乐类饮料几乎没有什么营养，不含维生素和矿物质，只有大量的热量和香精、色素及磷酸、碳酸水等。碳酸的饮料喝得太多，对肠胃没有好处，而且影响消化。长期大量地饮用会使人体吸收过多的热量，喝后有饱胀感，影响正餐，还容易引起肥胖症疾病。更重要的是，它会为肾脏带来更大的负担，也是引起糖尿病的一大隐患。

碳酸饮料中所含大量的磷进入人体后，体内的磷元素激增，导致体内血液中的钙元素相对缺乏。为了维持血液中钙、磷元素的平衡，就迫使骨骼、牙齿中的钙溶解到血液中去，骨骼中的钙质经常发生这样的流失，就会因骨骼缺钙而导致骨质疏松。

可乐的甜味是因使用了大量的甜剂，只能产生甜味，没有任何的营养价值，人体摄入过多，会影响肠胃道消化酶的正常分泌，降低小肠的吸收能力，使食欲不断地减退。碳酸饮料会增加患食道癌的危险。研究表明，碳酸饮料会使胃扩张，这样会导致与食道癌相关的食物反流。

其实，最佳饮料应属最平常的凉白开，若是感到开水口感不好，可以饮用清茶，当别有一番风味在其中。如是外出旅游时适当地饮用一点可乐类饮料，可以起到降温解暑、补充人体热量的作用，是一个不错的选择。

# 第 3 章　健康和美味一个都不能少

# 跟着《膳食指南》科学饮食

中国人的饮食一向是以谷物为主，自古就用“五谷为养，五果为用，五畜为益，五菜为充”的膳食习惯。随着社会的不断发展，生活水平的不断提高，我国居民的膳食结构发生了明显的变化——谷物类的粮食消耗逐年减少，动物性食物的消费量不断增加。

然而，这种所谓的高能量、高脂肪、高蛋白、低纤维（三高一低）的“富裕型”膳食结构提供的能量和脂肪过高，而膳食纤维过低，对一些慢性病的预防不利，给人们的健康带来了隐患，成为心血管疾病患病率持续升高的重要危险因素。我国现阶段心血管疾病、肿瘤的发病率直线上升就是一个明证。

怎么才能够在提高生活水平的同时，避免自己的健康受到损害呢？关键就是要调整我们现在的膳食结构，在膳食质量改善的同时，确保膳食营养的均衡与合理，真正做到“家庭营养，主动健康”。

为了能够指导中国人健康饮食，2001 年我国营养协会发布了一份《中国居民膳食指南》，为中国人的健康饮食提供了一份权威的饮食指导。专家们在这份《中国居民膳食指南》中指出：合理营养是健康的物质基础，平衡膳食是合理营养的唯一途径。

膳食指南是营养专家们根据营养学原则，按照中国人的营养需求，有针对地提出合理膳食的基本要求。

《中国居民膳食指南》的核心是平衡膳食与合理营养，达到促进健康的目的，也就是在现代生活中提倡均衡营养的概念。它包括以下 8 条：

（1）食物多样，谷类为主。

（2）多吃蔬菜、水果和薯类。

（3）每天吃奶类、豆类及制品。

（4）经常吃适量的鱼、禽、瘦肉，少吃肥肉和荤油。

（5）食量与体力活动要平衡，保持适宜体重。

（6）吃清淡少盐的膳食。

（7）饮酒应限量。

（8）吃清洁卫生、不变质的食物。

《中国居民膳食指南》的这8条就是用通俗的话语告诉大家，什么该吃，什么不该吃；什么要多吃，什么不能多吃。跟着这份权威的《中国居民膳食指南》科学饮食，相信每个人都会远离疾病，生活得健健康康。

## 1. 食物多样，谷类为主

“一专多能”是现代社会对人才的要求。其实，我们在饮食上也要讲究“一专多能”，也就是说要做到食物多样，谷类为主。

食物多样，谷类为主，是《中国居民膳食指南》的首要原则。各种食物所含的营养成分不完全相同，除母乳外，任何一种天然食物都不能提供人体所必需的全部营养素，要平衡膳食，就必须由多种食物组成，才能满足人体各种营养素的需要，达到合理营养、促进健康的目的。因而要提倡人们广泛食用多种食物。

谷类食物是中国传统膳食的主体。提出谷物为主是为了提醒人们保持我国膳食的良好传统，防止发达国家膳食的弊端。另外，要注意粗细搭配，经常吃一些粗粮、杂粮等。稻米、小麦不要碾磨太精，否则，谷粒表层所含的维生素、矿物质等营养素和膳食纤维大部分都会流失到糠麸之中。

对谷类基础食物的每日摄取量，在《中国居民平衡膳食宝塔》中已有具体规定，但在选择、安排、搭配食物时，也要注意有关的方法和一定的原则。

1. 在安排日常膳食时，要注意多种食物所含营养素的种类不同，量也不同，如米面中不含胡萝卜素，但小米和玉米中含量较多，动物性食物含优质蛋白多，但含油脂亦较多，蔬果类含维生素和矿物质丰富，要互相搭配，变换种类吃，也可做成包子、饺子吃。

2. 要粗细搭配：精白米面在加工过程中会损失大量的B族维生素和膳食纤维，长期吃精白米面，会造成以上营养素缺乏病，如维生素 $B_1$ 缺乏症、便秘等，所以，要粗细搭配，粗粮富含膳食纤维，有通便、减肥甚至防癌等作用。

3. 主副食合理安排：一般每日可吃谷类（主食）300～500g，同时，要按平衡膳食的要求搭配各种副食，如畜禽肉50～100g、鱼虾类50g、鸡蛋1个、蔬菜400～500g、水果100～200g、奶类100g、豆类50g、油脂类25g。

**真诚小提示**

多种食物应包括以下五大类：

谷类及薯类：谷类包括米、面、杂粮；薯类包括马铃薯、甘薯、木薯等，主要提供碳水化合物、蛋白质、膳食纤维及B族维生素。

动物性食物：包括肉、禽、鱼、奶、蛋等，主要提供蛋白质、脂肪、矿物质、维生素A和B族维生素。

豆类及其制品：包括大豆及其他干豆类，主要提供蛋白质、脂肪、膳食纤维、矿物质和B族维生素。

蔬菜水果类：包括鲜豆、根茎、叶菜、茄果等，主要提供膳食纤维、矿物质、维生素C和胡萝卜素。

纯热能食物：包括动植物油、淀粉、食用糖和酒类，主要提供能量，植物油还可提供维生素E和必需脂肪酸。

## 2. 多吃蔬菜、水果和薯类

现在人们患便秘等慢性病的日益增多，究其原因，还是动物性食品和

精细食物吃得太多，而蔬菜、水果、薯类和粗粮吃得太少。为了保证人体能够有充足的营养，《中国居民膳食指南》要求人们多进食蔬菜、水果和薯类。

蔬菜与水果含有丰富的维生素、矿物质和膳食纤维。蔬菜的种类繁多，不同品种所含的营养成分不尽相同，甚至差别很大。红、黄、绿等深色蔬菜中维生素含量超过浅色蔬菜和一般水果，它们是胡萝卜素、维生素 $B_2$、维生素 C 和叶酸、矿物质（钙、磷、钾、镁、铁）、膳食纤维和天然抗氧化物的主要或重要来源。

薯类含有丰富的淀粉、膳食纤维以及多种维生素和矿物质。我国居民近 10 年来吃薯类较少，应当鼓励多吃些薯类。

有丰富蔬菜、水果和薯类的膳食，对保护心血管健康、增强抗病能力、减少儿童发生干眼病的危险及预防某些癌症等有着十分重要的作用。

### 3. 每天吃奶类、豆类和其制品

每天都要吃奶类、豆类和其制品是《中国居民膳食指南》重点强调的内容。

中国居民的膳食中豆类和奶类的摄入量很低，豆类和奶类摄入的不足，造成我国居民普遍缺钙，一般居民膳食中钙的平均摄入量只达到推荐供给量的一半左右。缺钙再加上体内维生素 D 不足，婴幼儿中常有“鸡胸”、“O”形腿或“X”形腿的状况发生，中老年人中发生骨折的也比较多。

奶是钙的最好食物来源，同时含有丰富的优质蛋白质，其必需的氨基酸的比例合适，适于人体的利用，还含有人体必需的维生素 A、维生素 $B_1$、维生素 $B_2$，所以，人在一生中都应该喝牛奶或吃奶制品。

很多成年人在饮用牛奶后出现一系列的胃肠道症状，称为对牛奶的不耐受性。原因是体内乳糖活性降低，导致牛奶中乳糖吸收受阻，在肠道内积累浓度升高，产生较高的渗透压，使水分进入肠腔，最终造成胃涨、腹疼和腹泻。解决这个问题的办法是首先饮酸奶，其次就是空腹，不要饮奶和少量多次饮奶。

大豆作为中国的传统食品已有数千年的历史，不仅味美，而且营养价值很高。大豆中蛋白质量多质优，含35％～40％的蛋白质，是植物性食品中蛋白质含量最高的食品，再加上氨基酸的组成与人体需要的相近。所以，大豆被列为植物食品中唯一的优质蛋白质来源。大豆中脂肪约为15％～20％，不饱和脂肪酸含量高达85％，多不饱和脂肪酸亚油酸含量最高，有预防动脉粥样硬化、降低血压和血脂的作用。大豆油含有2％的磷脂，是人体细胞的主要成分。还有丰富的钙、磷、铁等矿物质及维生素$B_1$、维生素$B_2$，在人乳不足时，用大豆为主要原料制成的代乳粉喂养婴儿，可保证婴儿的生长发育需要。

利用大豆制成的豆制品及经发酵制成的酱豆腐、豆豉等，不仅味道鲜美，而且容易被人体消化吸收。除营养丰富外，大豆还含有生理活性的特殊成分，如卵磷脂、异黄酮等，具有降压、降脂、防治便秘的功效。

《中国居民膳食指南》建议，每天平均吃奶及奶制品100g，约相当于鲜奶200g或奶粉30g。这样每天从奶类获得的钙就在200mg以上，可以有效地改善钙摄入量过低的现状。

《中国居民膳食指南》建议每天吃豆类及豆制品50g。每100g大豆含有200mg左右的钙。如每天吃大豆30g，就可以获得100mg左右的钙。同时，大豆还富含赖氨酸，和谷类食物搭配，可以弥补谷类食物氨基酸的不足，提高膳食蛋白质的营养价值。

## 4. 经常吃适量的鱼、禽、蛋、瘦肉，少吃肥肉和荤油

随着人们生活水平的不断提高，肉、禽、蛋已经成了人们餐桌上的家常菜。但是，《中国居民膳食指南》提醒人们，面对肉禽蛋，也要有选择：对于鱼、禽、蛋、瘦肉要经常适量，要少吃肥肉和荤油。

鱼、禽、蛋、瘦肉等动物性食物是优质蛋白质、脂溶性维生素和矿物质的良好来源。动物性蛋白质的氨基酸组成更适合人体需要，且赖氨酸含量较高，有利于补充植物性蛋白质中赖氨酸的不足。肉类中的铁易被身体

吸收利用，鱼类特别是海产鱼所含不饱和脂肪酸有降低血脂和防止血栓形成的作用。动物肝脏含维生素A极为丰富，还富含维生素$B_{12}$、叶酸等。但有些动物肝脏，如脑、肾等所含胆固醇相当高，对预防心血管系统疾病不利。我国相当一部分城市和绝大多数农村居民平均摄入动物性食物的量还不够，应适当增加摄入量。但部分大城市居民食用动物性食物过多，吃谷类和蔬菜不足，对健康十分不利。

肥肉和荤油为高能量和高脂肪食物，摄入过多往往会引起肥胖，并是患某些慢性病的危险因素，应当少吃。目前猪肉仍为我国人民的主要肉食，猪肉脂肪含量高，要注意食用瘦肉型猪肉。鸡、鱼、兔、牛肉等动物性食物含蛋白质较高，脂肪较低，产生的能量远低于猪肉，应大力提倡吃这些食物，适当减少猪肉的食用。

## 5. 食量与体力活动要平衡，保持适当的体重

保持正常的体重是一个人健康的前提。怎样保持适当的体重是大家很关心的问题。食物提供能量，而体力活动消耗能量。如进食量过多而活动量不足，多余的能量就会以脂肪的形式积存下来，使体重超过正常，发生肥胖。相反，若摄取食物不足而活动量过大，由食物获得的能量不能满足生活和劳动的需要，就会消耗自身组织能量来满足生活和劳动的需要，使体重减轻，身体变瘦。

肥胖蕴藏着发生慢性病的危险性。例如，动脉软弱硬化、高血脂症、糖尿病、胆石病、骨关节等症状。消瘦者除劳动力不足外，还常伴有营养缺乏，引起抗病力下降，容易患多种病。因此，体重不足与消瘦都是不健康的表现。

进食量与体力活动是控制体重的两个主要因素。要保持正常体重，就应保持进食量与能量消耗之间的平衡，肥胖者要限制能量，要循序渐进，逐步减低。可根据情况制定减肥计划，如对轻度肥胖的成年人，可在正常供给量的基础上，以每日少给能量125～250kcal的标准确定其一日三餐的供能量，这样每月大约可减少体重500～1000g。对中度以上的成年肥胖

者，必须严格限制能量，可每日减少能量550～1100kcal。体力活动较少的人应进行适度的运动，使体重维持在适宜的范围内。对于消瘦者，要查明原因，给以治疗，应稳步增加蛋白质和能量，增加食量，多吃优质蛋白，如蛋、奶、肉类，并注意补充矿物质和维生素，如维生素A、钙、铁、锌等。

还要注意三餐分配合理，一般早、中、晚餐的能量分别占总能量的30％、40％、30％为宜。

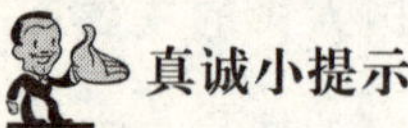

**真诚小提示**

怎样计算身体是超重还是消瘦，目前世界公认的一种评定肥胖程度的分级方法为“体质指数法”（BMI）。具体计算方法是以体重的千克数除以身高平方，其公式为：

体质指数（BMI）＝体重（kg）/身高（m）$^2$

例如，一个人的身高为1.75m，体重为68kg，他的BMI＝68/(1.75)$^2$＝22.2（kg/m）。当此指数为18.5～24.9时属正常。

## 6. 吃清淡少盐的膳食

大量的研究资料已经证实，多吃盐可致高血压，吃过多的钠盐，在内分泌的作用下，会引起小动脉收缩痉挛、血压升高。降低钠的摄入，会降低血压。吃盐过多与胃癌的发生关系密切，研究证明，食盐摄入过多，易致胃黏膜损伤、萎缩性胃炎，增加患胃癌的危险性。

所以，应逐渐养成吃清淡少盐的饮食习惯。

吃清淡少盐的膳食有利于健康，不要吃太油腻太咸的食物，不要吃过多的动物性食物和油炸、烟熏食物。目前，城市居民的油脂摄入量越来越高，这样不利于健康。我国居民食盐的摄入量过多，平均值是世界卫生组织建议值的2倍以上。流行病学的调查表明，钠的摄入量与高血压的发病呈正相关，因而食盐不宜过多。世界卫生组织建议每人每天的食盐用量以不超过6g为宜。膳食钠的来源除食盐外，还包括酱油、咸菜、味精等高

钠食品及含钠的加工食品等。人们对于咸味的感觉是在后天逐渐养成的，人体对钠的需要量并不多，每日2g就够了，仅仅相当于5g食盐中的含钠量。因此，应从小就培养少吃盐的膳食好习惯。日常生活中应少吃盐含量高的食物，烹调中应弃咸求淡。

## 7. 若饮酒应限量

俗话说："好东西不可多用"。对于酒也是这样。酒是好东西，适量地喝点，可以暖肠胃、御风寒、舒筋活血。可是，长期饮酒过量，就会引起慢性酒精中毒，损伤大脑，还会导致肠胃炎、周围神经炎、心脑血管病、肝硬化、内分泌失调、智力衰退等众多疾患。

不少人天天饮酒，特别是在节假日、喜庆和交际场合。无节制地饮酒，会使食欲下降，食物摄入减少，以致发生多种营养素缺乏，严重时，还会造成酒精性肝硬化。过量饮酒，会增加患心血管病、中风、胃溃疡、肝硬化、酒精中毒、癫痫发作等一大堆生理疾病，还会带来无法自控的精神障碍。酒依赖患者大多表现为情绪抑郁、焦虑、容易激怒、睡眠障碍，严重者出现幻觉、妄想、意识错乱及人格改变。世界卫生组织的研究报告指出：男性安全饮酒的限度是每天不超过20g纯酒精的饮用量，女性每天不超过10g纯酒精的饮用量。

## 8. 吃清洁卫生、不变质的食物

清洁卫生是保证健康的首要条件，所以，在饮食的时候，要注意吃清洁卫生、不变质的食物。

在选购食物时，应当选择外观好，没有污染、杂质，没有变色、变味，并符合卫生标准的食物，严格把住"病从口入"关。进餐要注意卫生条件，包括进餐环境、餐具和供餐者的健康卫生状况。集体用餐，要提倡分餐制，减少疾病传染的机会。

注意食用新鲜、清洁的食品，可以补充机体所需的营养，饮食新鲜而不变质，其营养成分很容易被消化、吸收，对人体有益无害。食品清洁，可以防止病从口入，避免被细菌或毒素污染的食物进入机体而患病。因此，食物要保证新鲜、清洁。

大部分食品不宜生吃，需要经过烹调后变成熟食，方可食用，其目的在于使食物更容易被机体消化吸收。同时，也使食物在烹调的过程中，得到清洁、消毒，除掉一些致病的隐患。

# 中国居民的膳食宝塔：膳食的量化和形象表达

## 1. 理想的宝塔膳食模式

《中国居民膳食指南》是指导中国人科学饮食的权威，但它只是一个纲领性的指导性文件，操作起来具有很多不方便的地方。为了能够直观地指导人们的膳食，中国营养学会又推出了《中国居民平衡膳食宝塔》。

《中国居民平衡膳食宝塔》是根据《中国居民膳食指南》并结合中国居民膳食结构的特点设计的，它把平衡膳食的原则转化成各类食物的重量，并以宝塔形式表现出来，直观地告诉人们每天应吃食物的种类及相应的数量，便于广大群众理解并在日常生活中实行。

《中国居民平衡膳食宝塔》是一个比较理想的膳食模式。它所建议的某些食物量，特别是奶类和豆类的摄入量可能与多数人当前的实际膳食还有一定距离，但这是营养的需要，是一个奋斗目标，应该努力争取逐步达到。

中国营养学会把居民的膳食结构调整方案进行了归纳，提出一个膳食结构“4＋1”的金字塔方案——以四类食物做支柱：

粮豆类　每人每天是 400～500g；

蔬菜　300～400g；

奶和奶制品　200～300g；

肉、鱼、蛋　100～200g；

少量的油、盐、糖。

这就是“4+1”金字塔方案。宝塔没有建议食糖的摄入量，主要是考虑到我国居民的食糖摄入还不多，少吃或适当多吃些对健康的影响不大，但是儿童和青少年不应吃过多的糖和含糖食品。宝塔模式适用于一般的健康成人，应用时应根据个人的情况适当调整。为了防止肥胖，应特别注意控制糖、脂肪和油的摄入。这类食物的摄入途径很多，如各种小食品、饮料、果酱等都是糖和脂肪的来源。

平衡膳食宝塔建议的各类食物的摄入量是一个平均值和比例，日常生活无需每天样样都照“宝塔”推荐量饮食，重要的是一定要经常遵循宝塔各层各类食物的大体比例。

在食物宝塔上，每日所需的五类食物，它们之间不能互相替代，要想身体健康，每一类食物都需要。在宝塔同一层中的食物所含的营养成分大体相近，可以把营养与美味结合起来，按照同类互换、多种多样的原则经常互相替换，以使膳食丰富多彩，而且吃的品种越多，摄入的营养素越全面。如此来调配一日三餐，既能满足营养的均衡需求，也可以使饮食更加丰富多彩，满足人们的口味享受。

膳食对健康的影响是长期的，应用平衡膳食宝塔要养成习惯、坚持不懈，才能充分体现出其对健康的重大促进作用。

因我国地大物博，各地的食物不尽相同，在应用平衡膳食宝塔时应因地制宜，充分利用当地资源，并结合当地的饮食习惯。

## 2. 宝塔结构：具体指导膳食的日常供应

平衡膳食宝塔共分五层，包含我们每天应吃的主要食物种类。宝塔各层位置和面积不同，这在一定程度上反映出各类食物在膳食中的地位和应占的比重。我们可以用这个来指导我们的营养摄入。

第一层（底层）为谷类。

包括大米、面粉，玉米粉、小麦、高粱等等。主要提供碳水化合物、蛋白质，同时也提供了部分矿物质、微量元素、膳食纤维及B族维生素，多种谷类掺着吃比单吃一种好。它们是膳食中能量的主要来源，也是人体所需营养的主要提供者，宝塔中粮食所占比例最高，每天为300～500g。

加工的谷类食品，如面包、烙饼应折合成相当的面粉来计算。

保证充足的谷物类供应，才能获取充足的能量。为了满足膳食中纤维素的需要，主食应多选择粗粮。需要注意的是，粮食制成品，如面食、糕点中油和糖的含量不宜过多。

第二层为蔬菜和水果。

主要提供膳食纤维、矿物质、维生素和胡萝卜素。蔬菜和水果既有许多共性，又各有特点，不能完全相互替代。尤其是儿童，不可只吃水果而不吃蔬菜。不同种类的蔬菜，可提供多种不同的营养素。因此，膳食中蔬菜的摄入应多样。一般来说，红、绿、黄色较深的蔬菜和深黄色水果含营养素比较丰富，所以，应多选用深色蔬菜和水果。对角豆类蔬菜也应予以特殊的关注，因为其不仅含有维生素、矿物质，同时还有较高的植物性蛋白，因此，每周可多吃几次。每天应吃蔬菜400～500g，水果100～200g。

但应注意，由于果汁、水果罐头等食品中含有过多的糖，且所含有的许多有效成分也已失去，因此应适量食用。

第三层为鱼、虾、肉、蛋（肉类包括畜肉、禽肉及内脏）类。

主要提供优质蛋白质，脂肪，矿物质、维生素A和B族维生素。它们彼此间营养素的含量有所区别。每天应吃150～200g。其中畜、禽、肉类每日的摄取量50～100g，鱼、虾类每日为50g，蛋类每日为25～50g。

食动物性食物时，应注意控制动物性脂肪的摄入量，选择含脂肪低的瘦肉、鸡、鸭等禽类。鱼虾类是优质蛋白源，且脂肪含量较低，应多食。蛋类含胆固醇相当高，一般一日不超过1个为好。

第四层为奶类及制品、豆类及豆制品。

奶类包括鲜牛奶、酸奶和奶粉等，除含丰富的优质蛋白质和矿物质、维生素外，含钙量较高，且利用率也高，是天然钙质的极好来源，很难用其他类食品代替。每日摄入一定量的奶类和豆类制品，可有效地补充钙的不足。宝塔建议的100g按蛋白质和钙的含量来折合，约相当于鲜奶200g和奶粉28g。

豆类及豆制品包括许多的品种，包括豆腐在内是优质蛋白质的主要来源，并可提供丰富的不饱和脂肪酸、维生素$B_1$、维生素$B_2$及铁、锌等必需微量元素，宝塔建议每日需要50g，这是一个平均值，根据其提供的蛋白质可折合大豆40g或豆腐干80g等。

第五层（塔尖）为油脂类，包括植物油等。

主要提供能量。植物油还可提供维生素E和必需脂肪酸。每天不超过25g。过量食用，有潜在的危险，油炸食物要少吃。

应强调指出的是：宝塔中几个主要部分的食物，每部分都仅可提供部分营养素，而不是人体所需的全部营养素。因此，决不能说哪一部分更重要，也不能用其中哪一部分取代另一部分，而应从所有食物中获得平衡的营养。

### 3. 确定你自己的食物需要

宝塔建议的每人每日各类食物适宜摄入量范围适用于一般健康成人，应用时，要根据个人年龄、性别、身高、体重、劳动强度、季节等情况适当调整。年轻人、劳动强度大的人需要能量高，应适当多吃些主食；年老、活动少的人需要能量少，可少吃些主食。下表列出了三个能量水平各类食物的参考摄入量。

平衡膳食宝塔建议不同能量膳食的各类食物参考摄入量（g/日）

| 食　物 | 低能量<br>约1800kcal | 中等能量<br>约2400kcal | 高能量<br>约2800kcal |
|---|---|---|---|
| 谷　类 | 300 | 400 | 500 |
| 蔬　菜 | 400 | 450 | 500 |
| 水　果 | 100 | 150 | 200 |
| 肉、禽 | 50 | 75 | 100 |
| 蛋　类 | 25 | 40 | 50 |
| 鱼　虾 | 50 | 50 | 50 |
| 豆类及豆制品 | 50 | 50 | 50 |
| 奶类及奶制品 | 100 | 100 | 100 |

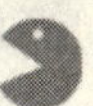

| 油脂 | 25 | 25 | 25 |
| --- | --- | --- | --- |

从事轻微体力劳动的成年男性，如办公室职员等，可参照中等能量（2400kcal）膳食来安排自己的进食量；从事中等强度体力的劳动者，如钳工、卡车司机和一般农田劳动者，可参照高能量（2800kcal）膳食进行安排；不参加劳动的老年人，可参照低能量（1800kcal）膳食来安排。女性一般比男性的食量小，因为女性体重较轻及身体构成与男性不同，女性需要的能量往往比从事同等劳动的男性低200kcal或更多些。一般说来，人们的进食量可自动调节，当一个人的食欲得到满足时，他对能量的需要也就自然得到了满足。

## 4. 看看你的营养素摄入量有多少

每一个人都可以在实际生活中根据《中国居民膳食指南》和《中国居民平衡膳食宝塔》制订自己的饮食计划，然后再根据自己的营养成分数据，复查计划的膳食是否满足了参考食物营养素的水平。

只有膳食营养素摄入量适当，才能维持人体“适宜的营养状况”，才能使机体处于良好的健康状况并且能够维持这种状态。营养素的摄入过多与不足，对身体都没有好处。因此，这就有必要对人体摄入的膳食摄入量进行计算和评价。

首先记录下全天所吃的食物和食物的量，即列出全天的食谱。然后查《食物成分表》（目前以“中国疾病预防控制中心营养与食品安全研究所”2002年版最为完善），计算营养素的摄入量。计算时，要以食物的实际可食部分作为实际的摄入量来计算摄入营养素的多少。例如，购100g菠菜，它的可食部分为90g，即可食率为90%；再从《食物成分表》中查得100g菠菜含蛋白质2.6g，那么若是吃500g的菠菜，可以从中摄取的蛋白质为500×90%×（2.6÷100）＝11.7g。根据这个例子，就可以计算出一日膳食营养的摄入量。

将膳食计算所得的营养摄入量与推荐的膳食营养参考摄入量进行比

较，看看能否达到要求。例如，能量的摄入量能达到能量参考摄入量的90%以上则为正常，低于90%为不足，低于80%为严重不足；其他营养素达到参考摄入量的80%以上的为正常；蛋白质摄入量低于70%，其他的营养素低于60%者为严重不足。

营养素摄入不足或摄入过多都有一定的危险性。如果人体长期摄入某种营养素不足，就有发生该营养素缺乏症的危险；当通过膳食、补充剂或药物等长期大量摄入某种营养素时，就可能产生一定的毒副作用。这就要根据过量或是不足的情况，加强或是限制食物的摄入量，以保证摄入足量的营养素，维持身体健康。

如果有本地的食物成分表，最好根据当地的食物营养成分来验证计划的膳食能否提供了充足的营养素。在特定的情况下，也可能需要用强化食品甚至用一些营养补充剂来保证特定营养素的供给。

## 5. 营养配餐：实现平衡膳食

营养配餐，就是按人们身体的需要，根据食物中各种营养物质的含量，设计一天、一周或一个月的食谱，使人体摄入的热量、蛋白质、脂肪、碳水化合物、维生素和矿物质等几大营养素比例合理，即达到平衡膳食。

营养配餐是实现平衡膳食的一种措施。平衡膳食的原则通过食谱才得以表达出来，充分体现其实际意义。

同时，也要强调在所需热量内保证其充足的营养供给。同时，注意呈酸性食物与呈碱性食物的搭配、主食与副食、杂粮与精粮、荤与素等食物的平衡搭配。又要照顾饮食习惯，注意饭菜的口味。

首要做到保证营养平衡。不仅品种要多样，而且数量要充足，膳食既要能满足就餐者需要，又要防止过量。对一些特殊人群，如生长期的儿童和青少年、孕妇和乳母，还要注意易缺营养素如钙、铁、锌等的供给。各营养素之间的比例要适宜。膳食中能量来源及其在各餐中的分配比例要合理。要保证蛋白质中优质蛋白质占适宜的比例，要以植物油作为油脂的主要来源。

同时，还要保证碳水化合物的摄入；各矿物质之间也要配比适当，食物的搭配要合理。食物的酸碱性、主副、杂精、荤素等，都要给予适当的考虑，能在膳食细节上有充分的体现。

另外，又要照顾饮食习惯，注意饭菜的口味并兼顾考虑季节以及经济条件。在可能的情况下，既可使膳食多样化，又照顾就餐者的膳食习惯。注意烹调方法，做到色香味美、质地宜人、形状优雅。又要使进餐者在经济上有承受能力，才会使食谱有实际意义。

膳食制度要合理。一般应该定时定量进餐，成人一日三餐，儿童和老人三餐以外再加一次点心。

# 食物巧搭配，营养增一倍

## 1. 食物也需要朋友

俗话说："一个朋友三个帮"。每一个人都离不开朋友，只有大家相互配合，才能发挥出最大的效益。其实，食物同样需要自己的朋友，同样需要相互之间的搭配，才能使其营养价值更高。

每一种食物都有自己的营养价值，但是没有那一种食物能够单独满足人的营养需求。如果能够将食物按照它们的自身特性搭配起来，就会使它们的营养价值获得极大地提高，使每一道菜或是每一餐都有合理营养，以求全面地满足机体的生理需要且易被吸收，以促进和维持人体的健康。

食物搭配的目的就是要最大限度地达到膳食和营养的平衡。因此，在搭配食物时注重食物的"多样化"，是最基本的搭配原则。我国营养学家建议，人每天除了水以外，还要吃30～35种食物。这个数字看起来多，实际上并不难达到，因为食物中的调料如花椒、大料等都算其中的一种。除了"多"以外，还要注重"远"和"杂"。"远"就是一天内所吃食物的种类越远越好，比如鸡、鱼、猪搭配就比鸡、鸭、鹅或猪、牛、羊搭配要好；"杂"就是蔬菜、肉、粮食等不同种类的食物都要吃，让营养素共同发挥作用。

此外，还有几种搭配也是必不可少的，一是要注重主食与副食的平衡搭配。小米、燕麦、高粱、玉米等杂粮中的矿物质营养丰富，人体不能合成，只能靠从外界摄取，因此，不能只吃菜、肉，忽视主食。二是酸性食物与碱性食物平衡搭配。酸性食物主要是含硫、磷、氯等非金属元素较多

的食物，如肉、蛋、禽、鱼虾、米、面等；碱性食物主要是含钙、钾、钠、镁等金属元素较多的食物，包括蔬菜、水果、豆类、牛奶、茶叶、菌类等。酸性食物吃多了，会让人感到身体疲乏、记忆力衰退、注意力不集中、腰酸腿痛，增加患病的几率，需要一定的碱性食物来中和。三是干与稀的平衡。只吃干食会影响肠胃吸收，容易形成便秘；而光吃稀的则容易造成维生素缺乏。饮食中只要掌握了这些食物搭配的原则，基本上就能保证营养均衡了。其他的一些搭配方式还有，如粗细搭配、生熟搭配、荤素搭配、海陆搭配、冷热搭配、浓淡搭配、颜色搭配等等。还要注意因烹调原料的品种、食用部位的不同，所含营养素的种类和数量也不同。因此，这方面的搭配也要留心。

总之，食物搭配要根据食物的形状、颜色、结构、化学成分、营养价值、理化性质进行合理的选择，这样才能够保证配餐的质量，才能使食物更具有营养和保健的作用。这样才能使烹饪出来的食物同时具有特别的色、香、味、形，才能增进人们的食欲，促进健康。如果饮食搭配不当，甚至食用食性相克的食物，不但不能吸收食物中的营养成分，还会对人体产生不良的影响。

## 2. 五色搭配益健康

自然界中食物的颜色有很多种，不过概括起来就是红、橙、黄、绿、白、黑五类。这些颜色并不是仅仅为了好看，而且也是它们营养价值的一种外在表示，所含的营养成分是“各有千秋”。不同颜色的食物所含的营养成分具有不同的特点，若能在膳食中搭配使用，就十分有益于人体的健康。

红色或紫色的食物，这些颜色的蔬菜或水果中含有花青素，具有强烈的抗血管硬化的作用，可以阻止心脏病或中风等疾病发作。这些食物有黑草莓、樱桃、橘子、茄子、栗子、红葡萄、红苹果、红色卷心菜、黑胡椒粉、红酒等。

橙色的食物，以胡萝卜为代表，所含的胡萝卜素有助于眼睛与皮肤的健康，减少罹患癌症的风险。其他如橡子、番瓜、杏子、芒果与红薯等。

黄色的食物，这类果蔬具有丰富的、防止细胞受损的叶黄素，可以更好地保护眼睛，有助于防治白内障与视网膜黄斑恶化，如油桃、柳丁、木瓜、桃子、菠萝、橘子与黄色柚子等。

绿色食物的优势在于富含一种天然化学成分，能刺激产生肝脏抗癌的酶，如小白菜、卷心菜、花菜等。

白色食物，如大蒜与洋葱含有大蒜素，它是与肿瘤战斗的“斗士”。蘑菇则蕴藏有与其他疾病作斗争的化学成分。这类食品的共同特点是含有丰富的类黄酮，可以发挥护心抗癌等保健作用。代表性的食物，主要有大米、面粉、大蒜、茭白、冬瓜等。

黑色食物，专家认为，黑色食物不仅给人们以质朴、味浓、厚实的食欲感，而且对健康十分有益。黑色食物的营养丰富，具有补肾防衰的功效。经常食用，能够调节人体的生理机能，刺激内分泌系统，促进唾液分泌，促进胃肠消化以及增强造血功能，提高血红蛋白含量。而且所含的黑色还有防癌抗癌的作用。

### 3. 食物的主副搭配

如今人们的生活水平提高了，逢年过节，鸡鸭鱼肉等动物性食品成了餐桌上的“主角”，各式菜肴五彩缤纷、琳琅满目，却难觅主食的身影，从营养的角度来说，这种饮食结构是不合理的。过年在品尝美味、一饱口福的同时，还要注意主食的摄入。

所谓主食，主要是指粮食，包括米、面、杂粮、豆类、薯类等。主食在人体的营养中占有重要的地位，担负着供给人体大部分营养的重任。然而在节日里，人们常常把主食范围扩大了，将点心如蛋黄酥、奶油蛋糕、油条等都当成了主食对待。事实上，这类食物的脂肪、热量等含量较高，多吃对健康无益，还会导致体重增加。

米饭以及面食的主要成分是碳水化合物，是既经济又能直接转化的热量营养。从人体的物质结构来说，人体以及身上的器官 70％是由水组成的，碳水化合物正是我们身体所需要的主要“基础原料”。再从消化学的角度来说，在合理的饮食中，每天人所需要总热能的 50％～60％来自于碳

水化合物。米饭同菜中的大鱼大肉相比，要容易消化得多，饭也有着其他营养成分不可代替的必需性。

还有很多人，尤其是热衷于减肥的女性朋友，总习惯用蔬菜或水果代替主食，这也是不科学的。水果和蔬菜主要提供矿物质、维生素、膳食纤维等，其糖类含量并不高，过多进食水果和蔬菜，会影响微量元素和维生素的吸收和利用。而且不吃主食或过少吃主食，会导致碳水化合物摄入不足，势必引起高蛋白或高脂类过度摄入，易引起痛风，并加重肾脏负担。高脂类饮食时人体所需的能量主要由脂肪氧化供给，脂肪氧化不完全会产生酮体，大量酮体会引起酮症酸中毒，轻度中毒者会昏迷呕吐，严重者会危及生命。

所以，在饮食的时候一定要注意主食副食的巧妙搭配，这样才能够提高食物的营养价值。谷类等主食应该占膳食结构的 50%～80%，不吃或者少吃主食势必会造成能量摄入的不足。谷类中的膳食纤维、矿物质和维生素也是其他食品所缺少的，尤其是膳食纤维对于降低血糖和血脂都有促进作用。

当然，营养学家同样也不赞成绝对的“多吃饭少吃菜”的观点，提倡主食与副食科学合理的搭配，主食、蔬菜、荤菜和水果，其中主食要占绝对的比重。此外，还要看每个人所处的生长阶段。青少年正在长身体阶段，活动量也大，和中老年人相比，主、副食搭配的比例就应有所不同。

### 4. 食物的酸碱搭配

人体内的环境基本是中性的，略偏碱性。人体内部酸碱平衡失调，即使不生病也会造成紊乱。所以，酸性食物与碱性食物要搭配食用，目的在于保持人体血液的酸碱平衡，使之经常处于微碱性状态（pH 值 7.4 左右），两者必须平衡，方可益补得当，以利于代谢的正常进行。

人们食用适量的酸性食品和碱性食品，将会维持体液的酸碱平衡，但食品若搭配不当，则会引起生理上的酸碱失调。在营养学的角度上，酸性食物和碱性食物实际上是针对它们对人体酸碱平衡的影响而言的。当食品搭配不当，酸性食品在膳食中超过所需的数量时，就会导致血液偏酸性、黏度增加。这时人不仅会感到疲劳，而且还影响健康。但口感“酸”并不是判断食物酸碱性的标准，它们代谢产物的酸碱性才是判断的依据，

含蛋白质多的食物中由于含硫、磷等元素较多，在人体转化后，最终产物多数呈酸性，故称酸性食物。全谷类虽然含蛋白质的量不高，但由于含有过量的磷，所以也呈酸性反应。大部分的水果由于含有丰富的钾、镁、钙等，故属于碱性食物，但像李子、梅等则在人体显酸性，因为它们含有人体不能代谢的有机酸，并直接排入尿中。需要指出的是，奶和某些乳制品虽然含有丰富的蛋白质，但由于同时还含足量的钙，故也呈碱性反应。

大多数蔬菜、水果中的无机盐，如钙、钾、钠、镁等含量丰富，它们在人体内的最终产物呈碱性，故称为碱性食物，人们可能会感到奇怪，像柑橘、葡萄等有突出酸味的水果怎么被列入碱性食品呢？这是因为这些口感“酸”的食物虽然含有有机酸（抗坏血酸、草酸及其他酸），但代谢产物呈碱性，所以它们仍然属于碱性食物，某些干果，如椰子、杏、栗属于碱性食物，而花生、核桃等属于酸性食物。

在膳食中一定要注意酸、碱食物的合理搭配，否则，进食酸性食物过多，可造成血液偏酸性。为中和这些酸性物质，又必然消耗体内大量的钙、镁等碱性元素，从而引起缺钙等一系列症状，如皮肤病、神经病。而像痛风患者，若食用肉、鱼、油过多，体内酸性指数肯定过高，疼痛难忍。此时，多吃些碱性食品或不妨饮用一些苏打水，维持一下体内的酸碱平衡就会好许多。

### 5. 食物的荤素搭配

对于荤素食物的吃法，是仁者见仁、智者见智，每个人都有不同的看法。有些人认为应该多吃些肉食增加营养，而有些人则认为素食能够益寿延年、增进健康。

其实，从营养保健的角度看，荤素搭配在营养上的互补性十分重要。荤菜中只有糖原（动物淀粉），没有淀粉，没有纤维素，更没有果胶；而素菜中单糖、双糖、多糖以及食物纤维等样样都有。荤菜中几乎没有维生

素C，素菜中没有维生素A（只有维生素A原，即胡萝卜素）。素菜中除豆腐外没有维生素$B_{12}$，而荤菜特别是肝脏中含有丰富的维生素$B_{12}$。动物蛋白质的营养价值较高，如乳品的蛋白质消化率为97%～98%，蛋类的蛋白质为98%，肉类的蛋白质为92%～94%；而植物性的蛋白质的营养价值较低：大豆（整粒食用）为60%，马铃薯为74%，玉米为66%。

由此可见，肉食与素食搭配食用，营养价值可明显提高。35%的鸡蛋蛋白质和65%的马铃薯蛋白质混合食用，其生物价值高居各类食物的榜首，就是一个很好的例子。

要想达到素食与荤食的平衡，一忌集中吃肉，此举势必造成吸收率下降，而且一次摄入蛋白质过量，还会加重肾脏负担，影响维生素的摄入；二忌长期吃素，吃素不但不能长寿，还会造成营养缺乏，引起贫血、免疫力下降、骨折、浮肿等疾病。

### 6. 食物的粗细搭配

有些人只喜欢吃细粮。的确，细粮吃着可口，而且味道也比较好。但是，从营养学的观点来看，单纯吃细粮对于健康不是什么好事。

长期吃精米、精面，会导致B族维生素的缺乏，诱发许多疾病，因此，要搭配吃些五谷杂粮，食物搭配多样化，使营养更全面；而太多杂粮的摄入会干扰人体蛋白质和铁、锌、钙的摄入，科学食用粗粮的方法是每周吃上三四次。

最科学的方法应该是粗细搭配，才最有利于健康。粗粮和细粮各有特色。粗粮能提供给人体较多的热量，而且蛋白质、食物纤维、钙、铁等矿物质、维生素$B_1$、维生素$B_2$的含量也比较多，因此，应该说粗粮具有较高的营养价值。但也不能因此就只吃粗粮，拒绝细粮。因为，粗粮和细粮在营养上各具特色，口感上也各有千秋，平时吃粮时，应尽量避免品种单一，最好粗、细粮混合食用或轮流食用。这样才能使粗、细粮中的营养成分形成互补，以满足机体的需要。

从另一方面说，人体一方面要不断吸收有益的养料，另一方面要不断地消除有害的废料，使胃肠道“清洁”起来，就不得不求助于“粗食品”

所含的膳食纤维了。

膳食纤维具有刺激胃肠蠕动、吸纳毒素、清扫肠道、预防疾病等多种功能，是其他营养素所无法替代的。

所以，出于健康考虑，要尽可能多吃一些富含膳食纤维的食品。如糙米、通粉、粗粮、杂粮、麦片以及多纤维蔬菜（胡萝卜、扁豆、豌豆、青蒜、韭菜、竹笋等）。当然，同一切营养素一样，膳食纤维的摄入量也不应过多，否则会影响矿物质（特别是钙、铁）的吸收。

不过要注意的是，粗粮虽好，但也有一些人是不适合吃粗粮的。一般来说，肠胃功能较差的老年人及消化功能不健全的儿童，最好少吃粗粮。即使吃，也要做到粗粮细吃；患有胃肠溃疡及急性肠炎的朋友，其食物大多要求细软，所以要尽量避免吃粗粮；而患有慢性胰腺炎、慢性肠胃炎的病人也要少吃粗粮，以免造成消化不良。

## 7. 食物的浓淡搭配

从浓淡上大致可以将食物划分为两大类：一类是热能高的食物，即浓厚性食物；一类是热能低的食物，即清淡性食物。

浓厚性食物具有下列共同特点：热能高、高蛋白、高脂肪、水分的含量低。属于浓厚性食物的主要有稻米、小麦粉、小米、玉米、燕麦、黄豆、赤豆、豌豆、芝麻、花生、胡桃、干枣、牛肉、羊肉、鸡肉等；与浓厚性食物相反，清淡性食物具有下列一些特点：含水量高、低热能、低蛋白、低脂肪。属于清淡性食物的主要有蔬菜、水果以及汤、羹类食品。

浓厚性食物与清淡性食物合理搭配食用，最大的好处是易于达到能量的收支平衡，保持体重的正常和稳定。如果偏爱浓厚性食物，能量吸收就会大于支出，体重就会上升、超标，人就会发胖；如果过多食用清淡性食物，能量吸收小于支出，体重就会下降，人就会消瘦。

## 8. 食物中的“黄金搭档”

在生活或工作中，如果有一个得力的“搭档”，无疑会提高工作的效率。而在食物中，如果能让两种食物完美地搭配在一起，形成“黄金搭档”，则会使食物所含的营养成倍增长，并且对人体具有补益治疗作用。

**猪肝——菠菜** 猪肝、菠菜两者都有补血的功能，一荤一素，相辅相成，共同吸收，对治疗贫血有特效。

**牛肉——马铃薯** 牛肉营养价值高，并有健脾胃的作用，但牛肉粗糙，有时会影响胃黏膜。将马铃薯与牛肉同煮，不但味道好，而且马铃薯含有丰富的维生素U，起着保护胃黏膜的作用。

**羊肉——生姜** 羊肉补阳取暖，生姜驱寒保暖，相互搭配，暖上加暖，同时还可驱外邪，并可治寒腹痛。

**鸡肉——栗子** 鸡肉补脾造血，栗子健脾，脾健则更有利于吸收鸡肉的营养成分，造血机能也会随之增强。老母鸡汤煨栗子的效果更佳。

**鸭肉——山药** 老鸭既可补充人体水分，又可补阴，并可消热止咳。山药的补阴之力更强，与鸭肉伴食，可消除油腻，补肺效果更佳。

**鲤鱼——米醋** 鲤鱼本身有涤水之功，人体水肿除肾炎外大都是湿肿。米醋有利湿的功能，若与鲤鱼伴食，利湿的功能则更强。

**豆腐——萝卜** 豆腐属于植物蛋白肉，多食会引起消化不良，叫做“豆腐积”。萝卜，特别是白萝卜的消化功能强，若与豆腐伴食，会使其营养大量地被人体所吸收。

# 吃好三餐健康来

## 1. 一日三餐巧安排

合理地享用一日三餐，是合理膳食制度的重要组成部分。但现代人由于时间紧张、生活节奏快，常常忽略了一日三餐的合理安排，形成了不科学的饮食习惯，常见的情况则是："早饭可有可无，午饭凑凑合合，晚饭大吃大喝"。然而，一日三餐的合理安排直接与健康密切相关。

全天食物热量的合理分配，应该是早餐大约占全天总热量的25％～30％，午餐占35％～40％，晚餐占25％～30％，午点占10％。从热量的分配可以看出，早餐应和晚餐吃得差不多。

早餐对于人体的健康极为重要，它所供给的能量应占全日总量的30％左右，可保持上午精力旺盛。如果不吃早餐，能量供应不足，人体血糖就会降低，而血糖正是大脑活动和人体各种活动的主要能量。不吃早餐，容易在上午9～10时左右产生饥饿感，出现头昏、乏力、注意力不能集中、恶心、心慌等症状，甚至面色苍白、出冷汗、昏厥等。此外，长期不吃早餐容易诱发肥胖、胆结石等疾病。对正处于生长发育时期的青少年而言，不吃早餐不仅影响学习，而且影响身体的正常发育。因此，千万不可忽略早餐的重要性。

合理的早餐应该是，既要有足够热能，又要保证蛋白质、维生素的含量，宜选用热能高、体积小的食品，如牛奶、鸡蛋、豆浆、肉包子、煎饼等。这样可使上午的热能和营养需求得到满足，工作时精力集中，头脑清楚。若只吃些高碳水化合物食物，如米粥、馒头、烧饼、面条等，这样的

饮食不耐饥，早早就饿了，因而精神涣散。当然，更不能因时间紧就不吃早饭。

午餐是一日三餐中重要的一餐，蛋白质、脂肪、碳水化合物等供给量都要多一些。要科学地配制食物，以供给全面而充足的营养，提高食欲。

晚餐宜吃清淡可口、易消化的食物。要保证吃适量的、含蛋白质丰富的食物和蔬菜。进食量以吃到八分饱为好。有些人晚餐做得又多又好，吃得饱、喝得好，以此作为一天的补偿。这种做法不太妥当。因为晚餐后，人一般只做些轻微活动，消耗的热能较少，如吃得过饱容易引起肥胖。同时，入睡后别的器官活动都减弱了，但胃肠还在紧张工作，加重了消化器官的负担，并且会影响正常的睡眠。

## 2. 各派早餐大 PK：自查早餐营养

### (1) 素食派早餐：能基本满足营养需要

早餐的合理搭配决定着营养的摄入，合理的早餐有利于身体健康。有相当一部分的人崇尚素食主义，他们不食肉类，以素食为主。这种饮食方法，若能平衡营养也不失为一种较好的早餐。素食者的早餐中有一种“鸡蛋素”，是一种有着较为合理营养的早餐。其原料可用酵母粉、黑芝麻粉、奶粉、杏仁粉、薏仁粉、糙米粉、葡萄干等，把它们混合在一起冲成一碗稠粥饮用，再加一瓶酸奶或是一个茶鸡蛋，加些生菜，烤两片全麦吐司面包或是一两个包子等，再补充一个水果就会是一份不错的早餐。

整体来看，这种素食者的早餐，营养种类丰富而且均衡。两片面包（或一两个包子）加鸡蛋，蛋白质及热量的需求已经足够；粥中的酵母粉是维生素 B 族的良好来源，再加上生菜和水果，也保证了矿物质以及维生素的足够摄取。

**真诚小提示**

如果 4 匙五谷杂粮粉泡成一碗粥（约 2 份主食量），蛋白质就可以取得平衡。另外，这些五谷杂粮粉的来源是取自植物种子，蛋白质的品质是植物蛋白质中最精华的，酵母粉又是维生素 B 群的良好来源，这种吃法是素食者不错的选择。如果是不吃蛋，甚至不喝牛奶的完全素食者，建议增加豆类补充蛋白质（如豆脑、豆干等），蛋白质来源比较丰富，而且豆类和谷类的蛋白质可以互补。

**(2) 清粥咸菜派：蛋白质不足**

这类早餐通常以稀饭外加一些酱菜为主。这类早餐没有油脂太高的问题，配稀饭的酱菜、豆腐乳营养值低，而且太咸，钠含量太高。另外，加工食品可能会添加防腐剂，常吃容易伤害肝、肾。有些老年人或早餐素食者只吃稀饭配酱菜、豆腐乳，缺乏蛋白质，因营养不足而提前饥饿，不是理想的吃法。

吃这类稀饭时，可以搭配一个荷包蛋或是一份瘦肉，素食者则选择吃一块豆腐或豆干、素鸡等豆类制品，以摄取蛋白质。至于豆腐乳和酱菜，要尽量少吃。另外加盘炒青菜，这套早餐就很均衡了，而且蔬菜中的钾能帮助身体把钠排出体外。

**(3) 油条豆浆派：油脂偏高**

有人对油条配豆浆情有独钟，但是更多的人却被烧饼所“忽悠”，他们觉得油条太油了，不利于健康，所以选择烧饼或饭团当早餐。但是隐性的油脂是可怕的，油条是用油炸的，会有较多的油脂，而烧饼的油脂并不一定要少。烧饼看起来是烤的，表面没有油光，热量及油脂一定比较少，其实它在制作时加了很多的油，这是烧饼之所以吃起来香酥可口的原因。烧饼、蛋饼、煎饺等油脂都偏高。一个烧饼的热量大约是230～250cal，其中约25%的热量来自于脂肪，再加上豆浆也属于中等脂性食品，这种组合的早餐食品油脂量实在偏高，且油炸物易患心血管症，最好少吃。

**真诚小提示**

此类型早餐的热量高、油脂高，多吃无益，一星期不宜超过一次，而且当天的午、晚餐必须尽量清淡，不要再吃炸、煎、炒的食物。这类早餐一样缺乏蔬菜，所以在另两餐要多补充。水果则视个人的习惯补吃。吃烧饼或油条时，建议搭配豆浆而不要搭配米浆，因为米浆仍是米制品，蛋白质品质比较差。烧饼上撒的芝麻通常无法被细嚼，吞下肚以后，芝麻黏在胃壁上，容易造成部分人的胃疼痛，甚至可能造成胃发炎，吃的时候请

小心。

(4) **面包牛奶派：植物奶油存隐患**

有人常吃吐司类的菠萝面包、红豆面包、奶油面包等，然后喝瓶牛奶，有时候搭配咖啡。因为方便省事，不少人的早餐采用这个模式。

吐司面包看起来比较“安全”，不包馅又少糖分。不过，面包要好吃，油一定不会少，尤其吃起来滑嫩爽口的鲜奶吐司、鸡蛋吐司等，制作时都会多加油。至于涂在吐司上的奶油、果酱或花生酱，其中花生酱的热量及油脂也不低。奶油还存在另一个问题：现代人觉得动物性油脂不好，转而选择植物奶油，不过市售植物奶油多半经过氢化作用，会形成一种反式脂肪酸。这种脂肪酸已经被证实和心血管疾病有关，经常食用对健康不利，所以这种早餐让人在10点以后就有饥饿感，精神就开始走下坡。

**真诚小提示**

偏好这种饮食的人，可以改喝低脂牛奶或脱脂牛奶，以减少一天的脂肪总摄取量。夹馅面包的热量、油脂量都偏高，不要常吃。对吐司上的酱料要尽量地少抹或是轮换着用，这样才是比较适当的选择。如果有时间，准备一些生菜、西红柿、小黄瓜夹着吃，营养会更均衡。早上碳水化合物和蛋白质都要有，最好多摄取一些复合性的碳水化合物，如用全麦面包、燕麦片等，这样营养就较全。

(5) **牛奶鸡蛋派：并非最佳搭档**

一大杯牛奶、一个煎鸡蛋、一些肉片和一个水果作为早餐，这类早餐给人的感觉是营养还不错。这样的早餐其蛋白质、脂肪的摄入量是足够的，但却忽略了碳水化合物的摄入，导致了碳水化合物的不足，这并不是营养均衡的早餐。

如果没有足够的碳水化合物供给能量，食物中宝贵的蛋白质就会被动地用来供能，而且脂肪的代谢也必须有足够的碳水化合物存在，否则很容易在体内形成堆积，导致肥胖。而谷物含有丰富的碳水化合物、蛋白质及B族维生素，且脂肪含量低，同时也提供一定量的无机盐。

**真诚小提示**

科学的早餐应该是结构均衡的早餐，其中蛋白质、脂肪、碳水化合物的量应该是一个合理的比例，碳水化合物是基础，而粮谷类食物是碳水化合物的主要来源。但近年来，随着人们口味的变化及应对快节奏生活的需要，谷类食物常被人们忽视了。如果注意食入富含碳水化合物的主食如面包、馒头、花卷等，获得的营养将会更充分，结构会更合理。

**(6) 零食作早餐：营养失衡易伤肠胃**

有不少的人，早上匆匆起床，然后随手拿些零食吃，就当作是一顿早餐，这样下去很容易损伤肠胃。

一般来说，早晨胃处于空虚状态，血糖水平降低。如不吃早餐，严重的会出现低血糖，而人体会感到精神不振、倦怠、疲劳、反应迟钝。

而零食所提供的营养十分单一，多以干食为主，而且是谷类比较多，主要提供的是热量和脂肪类，但很少有优质蛋白，缺乏人体必需的维生素和矿物质以及膳食纤维，不能满足人体必需的营养素，极易造成人体营养素的缺乏，使营养失衡，长期以零食作早餐对健康不利。

另外，长期不吃早餐还会导致消化系统紊乱，使人患上胃肠道疾病，如慢性胃炎、胰腺炎等。所以，应该增加面包等主食，这类谷类食物可以使人体得到足够的碳水化合物，以有利于牛奶的吸收。

## 3. 理想早餐四原则

早餐对于人的健康有着非常重要的作用，所以一定要重视早餐。一次理想的早餐，应该遵循以下几项原则：

**(1) 把握好就餐时间**

吃早餐的最佳时间，在每天7～8时。人的消化器官在夜间并没有因为其他器官的休息而减慢工作，它仍在不停地消化吸收进入其中的晚餐，直到食物消化吸收快完时，才会慢慢地进入休息的状态。人一般习惯在7时左右起床，在经过20～30分钟的调整后才会逐渐地有旺盛的食欲，此时是进食的最佳时刻。另外，此时与午餐的进食也可以间隔4～5个小时，人在

中午时也有食欲。因此，人在进食早餐的最佳时间在 7～8 时之间。如果进食过早，消化系统尚没有从休息状态中恢复过来，就会扰乱肠胃的蠕动节奏，造成食欲不振，吃不好早餐。

**（2）营养搭配要全面**

早餐的食物搭配合理的基本要求是：主副相辅、粗细搭配、荤素搭配。尽可能地做到每天有粮有豆、有肉有菜、有蛋有奶。例如，可以有如下的组合：一个煮鸡蛋、花卷和一个香蕉；原味的酸奶和一个全麦面包，一份水果（苹果、香蕉和橙子、猕猴桃）；全麦面包以及西红柿。应选 3～5 种食物作为搭配进食，并注意粗细结合，就是一份营养合理的早餐。

适宜作为早餐的食物有如下一些：鸡蛋、牛奶、香肠、豆浆等（富含优质蛋白质食物）；果汁、蔬菜、水果等（富含维生素 C 的食物）；面包、馒头、花卷等（富含碳水化合物的主食）；米粥、牛奶、豆浆、果汁等（富含水分的液体食物）；果汁、西红柿汁、酱菜等（开胃、增加食欲的食物）。

**（3）宜软热易消化**

早餐要软热、易消化吸收，营养丰富又不过于油腻，并且还要一定的水分。特别要注意食物不宜过于凉硬，因为凉硬的食物会降低肠胃的消化能力，而且在寒冷季节里容易引起腹泻等问题。

在清晨，人的肠胃功能尚未从夜间的抑制状态恢复到兴奋的状态，人体的脾脏也困顿呆滞，消化功能也较弱，加之人体缺水，常使人胃口不开、食欲不佳，一些老年人更是如此。因此，仅吃一些油腻、煎炸的食品，如面包、糕点这些缺少水分以及刺激性大的食物，会导致消化不良。日子一久或年龄渐长，这就会伤了胃气，降低身体的抵抗力。因此，要坚持早餐以稀和一些的软热食为主。早上可吃一些温热、柔软的食物，并补充富有水分的豆浆、牛奶、馄饨、米粥等为好。如能在粥中加些桂圆、薏米、红枣、莲子等保健品，则效果会更佳，这不仅有利于消化，还有利于预防某些心脑血管疾病。

**（4）宜少不宜多**

早餐饮食过量，会超过胃肠的消化功能，食物就不能被消化吸收，长期如此，会使消化功能下降，导致胃肠功能下降而引起肠胃疾病。并且存在大肠中的食物残渣会被细菌分解成为有害物苯酚，进而经肠壁进入血管，它对人体十分有害，使人易患血管疾病。因此，要注意防止早餐不可吃得过饱。

## 4. 午餐是供应全天营养的主力

午餐是每日饮食中最主要的一餐，午餐的好坏直接关系到一个人的身心健康。午餐是一天中具有“承上启下”作用的一次饮食，它不但要补充午餐前这一段时间内人体能量的消耗，也要为下午能量的消耗做好必要的营养储备。如果您想要精神饱满、高效率地做好工作，就需要一份理想的午餐。

如果午餐吃不好，人在繁重的工作之下，很快就会出现低血糖反应，表现为头晕心慌、精神恍惚、工作效率低下、出虚汗、四肢无力，严重的还会导致昏迷。如果时间稍长就会出现厌食，虽然到了吃饭的时间却提不起吃饭的兴趣，使人丧失好胃口；还会引发胃病；加之晚餐时又恶补一顿，违背了晚餐要少吃的原则，容易引发肥胖。

午餐要占全天能量供给的40%，只有这样，才能满足人体的生理需要和工作需要，这些能量和营养来自足够的主食，适量的肉、蛋鱼和蔬菜等(三者的比例为1∶2∶3)。同时，要减少油、盐，糖分的摄入。不要食用的，如炒饭，饭粒沾满了油，含脂量太高；甜点，像白薯饼、南瓜饼等，都属于高糖分、高热量食品，不利于减肥。

## 5. 进食午餐的“两忌”、“两宜”

午餐承担着人体绝大部分的营养来源，所以绝对不可掉以轻心。一般来讲，一顿能够满足一天能量需求的午餐应该做到“两忌”、“两宜”。

首先来说一下午餐的“两宜”。

午餐宜吃蛋白质和胆碱含量高的肉类、鱼类、禽蛋和大豆制品等食物。因为这类食物中的优质高蛋白可使血液中酪氨酸增加，使头脑保持敏锐，对理解和记忆功能有重要作用。

其次，午餐还宜多吃些瘦肉、鲜果或果汁等脂肪含量低的食物，要保证有一定量的牛奶、豆浆或鸡蛋等优质蛋白质的摄入，可使人反应灵活、思维敏捷。如宫爆鸡丁就不像其他肉类含较多脂肪，同时，还富含钙、镁、铁等元素。

不过，午餐还应该注意忌以碳水化合物为主，如食用富含糖和淀粉多的米饭、面条、面包和甜点心等食物，不但不能满足人体的营养需求，而且还会使人感觉疲倦，上班工作精力难以集中。

此外，午餐还忌吃方便食品代替午餐，例如方便面、西式快餐等，这些食品营养含量低，长此以往，会造成营养缺乏，对于健康极其不利。

## 6. 吃好晚餐四要点

随着生活节奏的加快，对于上班族来说，晚餐几乎成了一天的正餐。早餐要看“表”，午餐要看“活”，只有到了晚上才能真正放松下来，稳坐在餐桌前，美美地大吃一顿。殊不知，这是极不符合养生之道的。医学研究表明，晚餐不当是引起多种疾病的“罪魁祸首”。如果不重视，很容易引起肥胖以及其他各种病症。所以，要按照科学的方法就餐，才能够保持足够的营养，保持身体健康。其实吃好一顿美味健康的晚餐并不难。

**(1) 晚餐一定要偏素**

晚餐要以富含碳水化合物的食物为主，面食可以适量，要适当吃些粗粮，同时，可以小食一些鱼类。尤其应多摄入一些新鲜的蔬菜，既增加维生素，又增加纤维素。尽量地减少过多的蛋白质、脂肪的摄入。不吃或是少吃水果、甜点、油炸的食物。晚餐后活动量明显地减少，如果摄入过多的热量，易引起胆固醇的增高，时间久了，易患上慢性病。

**(2) 晚餐早食益健康**

最佳的时间是在晚上的18时左右，最迟也应该在20时以前进餐。科学研究表明，物质（如糖类）代谢的活性，随着阳光的强弱变化而改变，若是摄入的时间不同，则会产生不同的结果；身体方面则受到休息或活动状态的强烈影响。因为运动能抑制胰岛素的分泌，进而就可以抑制血液中中性脂肪浓度的升高，如果晚餐后立即休息，脂肪就会在身体内堆积起来，造成健康问题。

(3) **晚餐宜吃少**

与早餐、中餐相比，晚餐宜少吃。一般要求晚餐所供给的热量以不超过全日膳食总热量的30%为宜。晚餐经常摄入过多热量，可引起胆固醇增高，过多的胆固醇堆积在血管壁上，久而久之，就会诱发动脉硬化和心脑血管疾病；晚餐过饱，血液中糖、氨基酸、脂肪酸的浓度就会增高，晚饭后人们的活动量往往减少，热量消耗少，上述物质便在胰岛素的作用下转变为脂肪，日久身体就会逐渐肥胖。晚餐具体吃多少，要依个人的身体状况和需要而定。最佳的状态是自已觉得不饥不饱时，这便是晚餐的最佳状态。

(4) **晚餐营养要适量**

鸡鸭鱼肉俱全的豪华版“丰盛晚餐”要不得。经常如此，导致的最直接的一个后果就是肥胖。同时，丰盛的晚餐是一些慢性疾病的诱因。大量脂肪的摄入使血液中的脂肪增加，脂肪源源不断地运向肝脏，导致脂肪肝。血液中的胆固醇淤积在血管壁上，引起动脉硬化，造成冠心病。同时，也会降低肠胃对糖的处理能力，使胰腺负担加重，使功能提前衰退，进而产生糖尿病。不完全消化的食物可以产生的毒物有诱发肠癌的危险，进入血液会危害心脑、肝脏等器官。

## 7. 餐后“八忌”

1. **餐后忌冷饮**

冷饮的温度相对人体来说过低，而肠胃对冷热变化又十分敏感，在进餐后就立即吃冷饮，会引起胃肠痉挛，导致腹痛、腹泻或消化不良等症。

2. **餐后立即吃水果**

有些人有在餐后吃一些水果的习惯，认为这样可以得到更为全面的营养。不过从对食物消化的角度上看：餐后立刻吃水果不利于食物的消化，这是一种错误的生活习惯。餐后马上吃水果会影响消化功能，引起腹胀、腹泻、胃酸过多，以致出现便秘等症状。人们最好在饭后1～2小时再吃水

果。

3. **餐后忌饮茶**

不少的人有在餐后喝热茶的习惯，用来解渴和稀释食物。其实，餐后立即饮茶也是一种不良的习惯。

餐后忌饮茶，是因为茶叶中含有大量的鞣酸，这种物质进入胃肠后，会使食物中的铁、锌、蛋白质等变为难以溶解的物质，不利于吸收，立即饮茶反而增加了胃的负担；在餐后饮茶会冲淡胃液，也不利于对食物的消化。

因此，在进餐后 1 小时内最好不要饮茶，应待饭后 1 小时胃内食物消化得差不多时再饮用茶水，这样对消化功能和物质凝固才不会产生太大的影响。

如果在进食后感到口渴，正确的方法应在餐前喝茶水或是喝一些汤水，这样才不会影响对食物的消化。

4. **餐后忌吸烟**

医学的试验证明，饭后吸一支香烟，中毒量大于平时吸 10 支烟的总和。因为饭后人体各器官均处于吸收营养物质的亢奋状态，血流循环加快，吸收烟雾的能力也进入"最佳状态"，如果此时吸烟，人体会吸收香烟中大量的有害成分而损害肝、脑及心脏血管。

5. **忌零食过多**

零食一般香脆可口，是因为含了较多的糖类和脂肪，也能使人肥胖。过量食用某种零食，又会造成某种营养过剩。因此，所有的食物都要能成为均衡饮食的一部分，适量才是关键，否则会给肠胃增添负担。

而且多吃零食，会导致胃肠一直有饱足感，影响正常进餐时的食欲，长久下去，对于健康不利。

6. **忌餐后立即洗澡**

在饭后立刻洗澡，会使人体大量的血液流向四肢和体表，造成流向肠胃的血液量相对减少，从而影响肠胃的消化功能减弱。同时，由于胃较长时间地处于较重的状态下，还会导致腰围增大，小腹日渐突出。

7. **餐后忌立刻运动**

人的胃在餐后是处于充盈状态的，即使是非常轻微的运动也会使胃受到震动，从而增加胃肠负担，影响消化功能。特别是老年人，由于心脏功能减退、血管硬化及血压反射调节功能障碍，餐后多出现血压下降等现象。

因此，在餐后休息30分钟，待胃内的食物适当消化后，再活动较为适宜。但这时也不可急步快走，不可进行剧烈运动，否则都会给健康带来不利影响。最好是慢步行走或轻量运动，这样才有助于促进胃肠蠕动，有助于胃肠消化液的分泌和食物的消化吸收。

**8. 餐后忌立刻睡觉**

餐后立刻睡觉，很容易增重，有一句话是“饭后躺上床，不长半斤长四两”，就很形象地说明了这一点。餐后立即睡觉，是造成发胖的最直接原因。正确的做法应该是，至少要进餐20分钟后再上床睡觉，哪怕是午睡时间也应如此。另一方面，餐后立刻睡觉人体就会进入抑制状态，从而使刚吃进的饭菜滞留在肠胃中，不能很好地被消化，久而久之就会诱发胃病。但是短时间的小睡则无此顾虑，因为这是有益于健康的。

# 第 4 章　做自己的家庭营养师

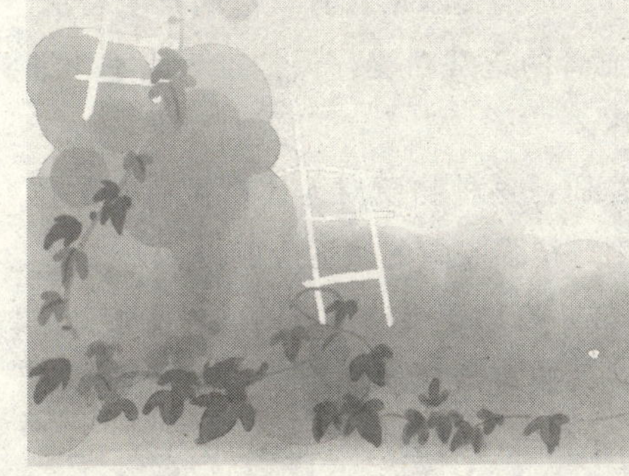

# 吃水果饮茶有讲究

## 1. 吃水果要讲究方法

水果富含人体所需的维生素、矿物质及膳食纤维，水果含水分高，含蛋白质、脂肪少。水果含维生素，尤其是维生素C的良好来源，水果中鲜枣含维生素C最高，其次为红果、柑橘、柠檬、草莓等。

水果含有容易直接被人体消化吸收的糖类，这些糖都是单糖，如葡萄糖、果糖、蔗糖等，对人体很有益。水果中还含有如苹果酸、柠檬酸、酒石酸等各种有机酸，有机酸能刺激人体的消化腺的分泌，增进食欲，有利于食物的消化；另一方面，有机酸能使食物保持一定的酸度，对维生素C的稳定性具有保护作用。

水果含有丰富的膳食纤维，这种膳食纤维在肠道内不被消化吸收，能增加肠蠕动，有预防肠癌的作用。水果含果胶多，这种可溶性膳食纤维有降低胆固醇的作用，利于预防动脉粥样硬化。

有不少的水果，如苹果、樱桃、杏、柑橘类水果含有丰富的维生素P，维生素P为天然抗氧化剂，能维持微血管的正常功能，保护维生素C、维生素A、维生素E、硒等不被氧化破坏。

另外，水果还能提供叫花色苷的物质，这种物质对人体产生有益的作用，能保护毛细血管，促进红细胞再生，增强眼睛的暗适应能力。

水果是“碱性食物”，它和蔬菜一样，有助于维持体液的酸碱平衡。

新鲜水果，甜香怡人，营养丰富，又兼有治病的作用，是生活中必不可少的优良食物之一。但是，水果吃法不当，就会“有过之而不及”，反

而对身体有害。

一次不宜吃多，慎防损伤肠胃。民间有“桃饱人，杏伤人”的说法，不管哪种水果，都不能一次吃得太多，以免伤脾胃，引起胃部不适，腹部饱胀，消化不良，食欲减退。对于带酸性的水果，一次吃得太多，还会损伤胃和牙齿。

要多食用新鲜全果，少用果汁、罐头水果。水果不能代替蔬菜。未成熟的水果不宜吃，如未成熟的梅子、李子、杏子等水果中，含有较多的草酸和安息香酸等成分，对人体的健康有一定影响。

注意配伍禁忌，慎防引起腹泻。吃梨、桃等水果时，不要与凉开水同服，以防止腹泻。柿子不能与螃蟹同吃，以免引起消化不良与腹泻。

## 2. 不可用水果代替蔬菜

水果味道鲜美，营养丰富，而且食用方便快捷，深受人们的喜爱。在日常生活中，甚至不少人认为只要每天吃足够的水果，就能满足人体所需的蔬菜中的营养物质。其实这是个误区。我们每天所需要的维生素 C、胡萝卜素、维生素 $B_2$ 和钙、铁等矿物质主要是靠蔬菜来供应。

从整体上讲，水果的营养价值比不上蔬菜，纤维含量也少得多。除了枣、猕猴桃、柑橘、草莓、山楂等少数几种，多数水果的维生素含量较低。若说起胡萝卜素来，水果与蔬菜的差别更大，除芒果、柑橘和黄杏几种外，其他水果中胡萝卜素含量极少。钙、铁等微量元素的含量，水果与绿色蔬菜根本就无法相提并论。例如，西红柿是可以当水果吃的蔬菜。一个大西红柿重 200g，可以为我们提供 30mg 维生素 C。若是吃红富士苹果呢？要吃 1900g 才能得到 38mg 维生素 C。一个成年人每天需要 60mg 维生素 C，就要吃十几个大苹果！又如，250g 蔬菜可以做成一小碗凉拌菜，其中胡萝卜素含量 7.3mg，可满足一天的需要量，如果用黄杏代替菠菜，需要吃 1600g。如果用香蕉来代替，要吃 12kg。再如，300g 油菜含钙 245mg，是我们每天需要量的 40%。如果用蜜橘代替油菜，就要吃 1700g 的橘子。

发达国家居民的水果消费量非常高，但营养学家仍然劝他们多吃蔬菜，其原因就在于此。

## 3. 如何补水有大学问

水对维护人体的健康有着十分重要的作用，有人把水比喻为“最好的医药”，一点也不为过。

人体每天需要补充大量的水。成年人每日饮水量在1200～2000ml；青少年每天需喝8～10杯水，约2000ml；运动员要喝13～14杯，约2600～2800ml。由此可见水对于人体的重要性。

补水虽然重要，而如何补水有大学问，补水一定要讲究科学。

补充水分最好喝天然水。要主动喝水，定时定量喝水，不要等到口渴时才喝水。

补充水分还要注意水温度，过冷的水可刺激胃肠道，引起血管收缩，黏膜缺血，从而减弱胃肠功能的水化功能和杀菌力，造成痉挛性疼痛；过热则不利于体热的散失。

饭前饮水会稀释胃酸，降低了胃酸的消化能力和杀菌力，很容易造成胃肠疾病。

夏日炎炎，不可大量饮用冰啤或冰水，不然可能导致急性心肌梗死。因为食道在心脏后面，胃在心脏底面，寒冷易诱使冠状动脉痉挛；激烈运动后也不可猛饮凉水。

少喝多饮，喝水也要“细嚼慢咽”。特别是儿童，由于他们胃的容量有限，一次喝饮料喝得过多、过急，会引起不同程度的胃胀气、胃疼痛，影响食欲。因此，要保持“少量多次”的补水原则，每次200～300ml为宜。

血液黏度高的人及老年人夜间也应喝水1～2次。

## 4. 饮茶益健康

饮茶与人的健康息息相关。其主要的原因是茶叶中含有对人体非常有益的成分。茶中含有生物碱，包含咖啡碱、氨茶碱等。咖啡碱具有兴奋神

经中枢、促进新陈代谢、增进血液循环等功效，能增强心脏和肾脏功能的活动。生物碱有利尿的作用。因此，茶是一种良好的兴奋剂和利尿剂。茶所含的其他物质还能防治血液凝固的作用。

茶中所含的茶多酚具有解酒醒酒的作用。茶中的鞣酸对胃肠道黏膜有收敛的作用，有抑菌止泻的功效。茶中含有的多种保健成分——茶多酚，包括儿茶素、黄酮类、花青素和酚酸等，对抗体内多余的自由基，具有延缓衰老的作用。

茶多酚的抗氧化能力可与维生素 E 相媲美，能阻止脂质的过氧化，阻断体内亚硝酸盐的合成，因此，它在一定程度上有辅助抑制肿瘤形成的作用，以及直接杀伤癌细胞的功能，提高机体的免疫能力，有抗疲劳作用；黄酮类物质，能增强微血管弹性，有降低血脂及溶解脂肪的作用，因而能防止血液中或肝脏中胆固醇及中性脂肪的积聚。对预防动脉粥样硬化，降低血脂，活血化淤，防止血栓形成有一定的作用。

饮茶能防止血液和肝脏中的烯醇和中性脂肪积累，增强血管壁的弹性，预防动脉硬化和脑溢血，还能增强心脏活动和微血管扩张，起降低血压的作用。这是因为茶叶中的咖啡碱能舒张血管，加快呼吸，降低血脂。同时，茶多酚还有能降低毛细血管通透性、增强毛细血管的作用。

# 四种酒水饮料要少喝

## 1. 白酒：以少为宜，适则益体

酒饮多时，即可出现头晕、愉快而健谈等欣快感。不少人认为酒可以兴奋神经，消除疲劳，并可增加体力，其实这是一种误解。酒既不能增加体力，也不能增加脑力，只会使工作效率降低。

酒具有全身麻醉药一样的作用，它是一种中枢神经系统的原发性及连续性抑制剂。人的外在表现的兴奋现象是由于脑的抑制性控制机制受到抑制，脑中各个不同部位无约束的活动从抑制中释放出的结果。随着进一步的发展，继兴奋反射之后，神经功能就普遍减弱，久而久之，就可以使神经反应迟钝。

饮酒的坏处，众所周知。长期不当的饮酒会引起乙醇慢性中毒，出现精神方面的改变、智能衰退、注意力涣散、记忆力和判断力下降，严重的还能引发肝硬化、慢性胃炎、胰腺炎、糖尿病、内分泌和代谢紊乱等并发症。

轻度饮酒（每天饮量≤30g 酒精）可以通过升高高密度脂蛋白而有利于预防冠心病的发生；但如果继续增加饮酒，则会使血中总胆固醇水平显著升高。鉴于大量饮酒（每天饮酒量＞30g 酒精）会对肝、脑等其他脏器有损害及高血压发病率升高、体重指数增大有较大的影响，其对人体产生的保护性效果易被其他方面的危害性抵消，所以主张尽量少饮或不饮酒，尤其是中老年人更是如此。对于饮酒成习惯者，每日白酒摄入量以不超过30g 为宜。

## 2. 啤酒：适当饮用不宜多

优质新鲜的啤酒中除了含有酒精和二氧化碳外，还含有人体必需的 17 种氨基酸和丰富的 B 族维生素、钙、钾、镁、锌等矿物质，因其营养丰富而被人们称为“液体面包”。

研究发现，与喝同样数量的葡萄酒或果酒的人相比，经常喝啤酒的人患高血压的比例低。这是因为啤酒对心血管的益处来自酒精，它能提高有益心脏健康的高密度脂蛋白胆固醇的含量。啤酒有清热解暑、利尿、增加营养、美容等功效。然而，这些功效只有在适量饮用的情况下才能发挥，若是滥喝，反而害处很大。

过多饮用啤酒，不仅使胃部扩张，同时也会导致热量摄入过多。虽说啤酒中乙醇含量较低，但是每升啤酒可提供约 400kcal 的热能。长此以往，身体就很容易发胖，肚子变大形成“啤酒肚”。

酒中的乙醇在肝脏中分解时，需要各种维生素的参与才能顺利地进行。因此，饮酒的同时一定要食用含维生素较高的蔬菜、水果以及适量的蛋白质食物，起到保护肝脏的作用。

成人日饮啤酒应控制在 1000ml 以内，饮后有不适者更应少饮。若是经常暴饮，就可能导致多种疾病，诸如慢性胃炎、脂肪肝、肝硬化、消化道癌症等。

## 3. 碳酸饮料：少喝为佳

碳酸饮料是我们最常见的饮料之一。如果喝得过多，其中所含的二氧化碳会刺激胃黏膜，减少胃酸的分泌。再则，二氧化碳在胃内存留，会增加胃内压力，使胃膨胀，影响胃的正常蠕动，迟缓了食物的排空时间，引起腹部胀痛，甚至会导致急性胃炎、胃痉挛等胃部不适。

由于饮料中含有一定的糖分，可以为人体提供一部分的热能。若喝得过多，易储备热能过多，是引起肥胖的原因之一。另外，过多饮用，还会影响到食欲，导致其他营养素吸收减少。

正如不能用蔬果饮料代替蔬菜和水果一样，也不能用饮料代替喝水。

### 4. 咖啡：最好用其他的来代替

咖啡具有提神醒脑、振奋精神、促进新陈代谢、刺激胃液分泌、增加食欲的作用。但咖啡中所含的营养素非常少，而且很容易使人兴奋，引起基础代谢的增高，导致失眠；高浓度的咖啡极易出现心跳过速、焦躁烦闷，有时还会出现血压升高，尤其是心脏病患者、高血压病人更应慎用。

有人在泡咖啡时放糖过多或是空腹喝咖啡，或是饮咖啡过量，会出现心悸、头晕、肢体软弱无力、昏倒等低血糖症，特别是糖尿病患者要特别地注意。饮用大量咖啡的同时又大量吸烟，是引起心脏病的因素之一。

# 有益健康的两种饮品

## 1. 葡萄酒：软化血管保健康

葡萄酒是以葡萄为原料的发酵酒，分为红葡萄酒和白葡萄酒两种。红葡萄酒是将红葡萄连同果皮放在一起发酵，白葡萄酒是将葡萄汁液单独发酵。

从营养学的观点来看，葡萄酒中的营养成分比较丰富，所以适量饮用葡萄酒可以使人减轻疲劳、兴奋神经、防止口角溃疡，还可以维持皮肤和神经健康。葡萄酒中所含的维生素 $B_6$ 对于蛋白质的代谢有重要作用，所含的肌醇能够增强肠胃的吸附能力，促进人的食欲。因此，用葡萄酒作开胃酒及消化酒是科学的。葡萄酒中所含的钙、钾、锰、锌等元素能够促进骨骼、肌肉的生长和发育，有效防止血管硬化。

科学家对葡萄进行药理活性研究后发现了白藜芦醇，它具有抗菌、抗炎、抗癌、抗血栓、抗高血脂症等作用。肿瘤和心脏病是目前影响人类健康的两大疾病，而葡萄酒中所含的白藜芦醇对此有预防作用。

既要饮酒，又要健康，所以具有一定保健作用的葡萄酒，将会越来越受到人们的欢迎。

## 2. 黄酒："液体蛋糕"更保健

黄酒是我国最古老的酒种，迄今已有 6000 多年的历史。它是以糯米、粳米或黍米等为原料，以特制曲和酒母为糖化发酵剂而酿成的发酵原酒，保留了其全部的营养成分。黄酒具有酒度低、口味独特、营养丰富的特点，是一种兼饮料、食疗、药疗及佐料等多种功能为一体的特殊酒种。

黄酒酒味醇和，营养丰富，含有大量的蛋白质、氨基酸、碳水化合物及维生素，还含有多种有机酸、酯类物质及矿质元素，完全具备了“含多种氨基酸，发热量高，易被人体消化吸收”这三项认定营养食品的必要条件，被形象地誉为“液体蛋糕”。

黄酒中含有多种氨基酸，以供人体细胞生长、代谢的18种以上的氨基酸，人体必需的8种氨基酸都大量地存在，居各种酿造酒之首，是啤酒的9倍和红葡萄酒的3倍，高于鸡蛋等其他蛋类食物，并可被人体全部吸收，对组织细胞的生成和修补及一些激素、抗体的合成具有重要作用；黄酒中的碳水化合物，可直接吸收到血液中而发布到全身，直接产生能量，其多余部分以糖原的形式贮存到肝脏和肌肉中，不易使人体发胖；黄酒中含有多种维生素、矿物元素，维生素 $B_1$、维生素 $B_2$、维生素C，对人体的代谢起到重要的作用。

黄酒中的水具有活化作用，有利于体内循环，能够代谢产物、调节体温等。由于黄酒的独特工艺和对酿造水的特殊要求，其所含的矿物质元素也异常丰富，不仅含钾、钠、钙、磷、镁等常量元素，还含有铁、锌、铜、锰、硒等微量元素。

黄酒中的活性肽能提供机体生长、发育所需的营养物质与能量，还能调节人体生理机能，易被肠道直接吸收。

黄酒具有药用价值，常被中药用做药引子。饮用黄酒不仅可以增加食欲，使人心情愉悦、身体舒畅，而且可起到保健作用。适量常饮，有助于血液循环，促进新陈代谢，并有补血养颜、舒筋活血、健身强体、延年益寿等功效。

# 饮奶不能忽视的误区

牛奶是人们生活中不可缺少的“几近完美”的食物，它含有人体所需的蛋白质、维生素、矿物质、钙质等多种营养。它物美价廉，食用简单，深受人们的喜爱。但由于一些不良习惯流传多年，人们在饮用牛奶时常会犯一些“想当然”的错误，使牛奶的营养价值大大降低。以下的几种误区您要注意避免。

## 1. 空腹喝牛奶

空腹喝牛奶容易导致腹泻。由于大部分中国人体内缺少乳酸酶或是乳酸酶活力低下，在空腹喝牛奶或是大量地喝进凉奶后，牛奶中的乳糖缺少乳酸酶的分解，使其不能变为单糖通过小肠壁进入血液，为人体所吸收。乳糖便原封不动地进入大肠中，会被大肠杆菌分解发酵、产酸生气，进而就出现了腹胀、腹泻等症状。

而且空腹饮用牛奶容易导致利用率降低。空腹喝奶还会使肠蠕动增加，牛奶在胃内停留时间缩短，使内部的营养素不能充分被吸收利用。喝牛奶最好与一些淀粉类的固体食物，如馒头、面包、玉米粥、豆类等同食，有利于消化和吸收。

## 2. 牛奶必须煮沸或开水冲泡

传统的观念认为鲜奶要经过沸煮消毒才是安全的。通常，牛奶对温度的要求并不高，70℃时用 3 分钟，60℃时用 6 分钟即可。如果高温煮沸，温度达到100℃时，牛奶中的钙会出现磷酸沉淀的现象，蛋白质也会从溶胶状态转变为凝胶状态，导致沉淀出现，从而降低牛奶的营养价值；牛奶中的乳糖也会出现焦化现象，而焦糖可诱发癌症。仅是为了考虑消毒而沸煮牛奶则大可不必，因为100℃的温度也不能全部地杀死细菌，而正规厂家生产的鲜奶都是经过巴氏消毒法消过毒的，正常情况下尽可放心饮用。

有人习惯于用新烧的滚烫开水冲奶粉来喂自己的宝宝，以为这样既可冲奶，又可消毒。但这种做法并不科学，只能会使牛奶中的酪蛋白、乳清蛋白变性，从而降低牛奶的营养价值。冲泡奶粉用60～70℃之间的温开水最适宜。

经过冷冻的牛奶会使牛奶中的蛋白质变性，脂肪分层，在冷冻后蛋白质沉淀、凝固，既不利于人体的吸收，也会使牛奶的价值大为降低。所以，要避免饮用高温处理或是冰镇过的鲜牛奶。

### 3. 加糖越多越好

加糖能够使牛奶的口味变得更好，所以，许多人在饮用牛奶时总喜欢加糖。不过，加糖并非越多越好。如果加糖过多，就容易使人发胖，过多的糖贮存在体内，还会成为一些疾病的危险因素，如龋齿、近视、动脉硬化等。

牛奶里最好加蔗糖。蔗糖进入消化道被消化液分解后，变成葡萄糖被人体吸收。

有些家长把糖与牛奶加在一起加热，这样牛奶中的赖氨酸就会与糖在高温下（80～100℃）产生反应，生成有害物质糖基赖氨酸。这种物质不仅不会被人体吸收，还会危害健康，尤其对幼儿的危害更大。因此，应先把煮沸的牛奶晾到温热（40～50℃）时，再将糖放入牛奶中溶解最好。

### 4. 牛奶与巧克力、茶及咖啡同饮

有人认为牛奶属高蛋白食品，巧克力又是能源食品，两者同时吃一定大有益处。事实并非如此。液体的牛奶加上巧克力会使牛奶中的钙与巧克

力中的草酸产生化学反应，生成不易被人体吸收的“草酸钙”。于是，本来具有营养价值的钙，便变成了对人体有害的物质，从而导致缺钙、腹泻、骨质疏松、易骨折以及增加尿路结石的发病率等。

还有人习惯于把牛奶与咖啡或者茶一起饮用。咖啡中的咖啡因是强脱钙剂，而茶中的单宁酸与牛奶中大量的钙反应产生不溶性的钙盐，均会减少人体对钙的吸收。有长期大量喝茶或是饮用咖啡的人群，患骨质疏松的几率要高于一般人，这与喝咖啡或茶影响到钙的吸收有关。

## 5. 偏爱高加工牛奶

有些人认为高加工的牛奶营养更丰富，营养价值更高。其实，并非高加工的牛奶营养都比鲜牛奶好。牛奶还是选用接近天然状态的为佳。因为经过多次加工，加入了多种其他成分，如微量元素或无机盐类对身体并非均为必需，有时还会过量。其实喝一些价廉物美的普通鲜奶，便可以补充人体所需的营养素了。

**在牛奶中添加果汁**　有人为了增加牛奶的口味，在牛奶中加点橘汁或柠檬汁，看上去是个好办法。但实际上，橘汁和柠檬均属于高果酸果品，而果酸遇到牛奶中的蛋白质，就会使蛋白质变性，从而降低蛋白质的营养价值。

**在牛奶中添加米汤**　有人认为，这样做可以使营养互补。其实这种做法很不科学。牛奶中含有维生素 A，而米汤和稀饭主要以淀粉为主，它们中含有脂肪氧化酶，会破坏维生素 A。所以，即便是为了补充营养，也要将两者分开食用。

**用牛奶服药**　有人认为，用有营养的东西送服药物肯定是有好处的，其实这是极端错误的。牛奶能够明显地影响人体对药物的吸收速度，使血液中药物的浓度较相同的时间内用非牛奶服药者明显偏低。用牛奶服药还容易使药物表明形成覆盖膜，使牛奶中的钙与镁等矿物质离子与药物发生化学反应，生成非水溶性物质，这不仅降低了药效，还可能对身体造成危害。所以，在服药前后各 1～2 小时内最好不要喝牛奶。

# 补钙大讲堂

钙是人体生命活动的调节剂，是人体生命之源。没有钙，生命活动就会停止；缺钙，生命活动就会出现障碍，疾病就会发生。然而，钙营养不足已经成为当今全球性的健康问题，补钙也就成为一种保健时尚。但很多人受商业宣传影响，不讲科学，盲目补钙，结果或事倍功半，或得不偿失。所以，我们在此提醒大家，一定要“科学补钙”。

## 1. 需要补钙的人

一般情况下，从食物中摄取的钙已经能够保证人体的需求。但是，有些人对于钙的需求量比较大，需要专门地补钙。一般来讲，以下的几种人群需要补钙：

一类为新生儿、婴幼儿、青春期的孩子，他们因生长发育快，对钙的需求量大。

二类为妊娠期的女性以及哺乳期的乳母，她们的生理负担加重，均需要及时地补充钙质。

三类为老年人。他们因钙的流失明显，为了防治老年性的骨质疏松，应该给予补充。

另外，某些病患者（肠胃道疾病或是糖尿病患者等），他们或是钙质的吸收不良或是排出增多，也要给予补充钙，同时，对疾病要积极地加以治疗。

补钙一般可以通过药补或是食补。

## 2. 选择钙片的“四高一低”

选择钙剂产品的标准是看它是否具有以下 5 个特点：①含钙量高；②溶解度（水溶性）大；③肠道吸收度高，生物利用度好；④除含钙外，还含有磷及其他微量元素；⑤看产品的安全性。这五特点被人们形象地称为“四高一低”。

1. **要看产品钙元素的含量**

实际上我们所需要的是补钙，是各种钙制剂中的钙元素而不是制剂本身，制剂本身仅作为钙的载体。产品中含钙的多少是以含钙元素的实际含量的多少作为标准的，而并不是钙的化合物含量的多少。因此，选用钙制剂，首先要看钙在制剂中占多少百分比，才能得出钙片中含钙元素量的多少。具体的方法：钙片上标注的钙化合物的剂量数×含钙量钙元素的含量。如葡萄糖酸钙片每片标注的是 0.5g，其含钙率为 9%，也就表明这种钙片中仅含有钙元素 45mg。

2. **看产品钙溶解度的高低**

摄入人体内的钙，只有以钙离子的形式才能在肠道中被吸收，而溶解度高的钙制剂就可能被吸收得更完全。钙在人体内的吸收是一个极为复杂的过程，会受到诸多因素的影响，绝对不像化学反应那样简单。有些产品虽然在体外溶解度很高，但在人体内的吸收率并不一定高。衡量钙产品吸收的好坏，只能把溶解度作为一个参考的指标，它并不能真正地反映出钙在人体内的吸收率。仅从溶解度的角度来考虑，乳酸钙、碳酸氢钙、未经过处理的活性钙等溶解度较差，而氯化钙、葡萄糖酸钙、柠檬酸钙等的溶解度较好。

3. **看人体对钙的吸收率**

人体对钙的吸收的复杂性超出一般人的想象，诸多的因素影响到钙的吸收，而且与年龄、人的肠胃功能以及人体缺钙的程度有关，儿童对钙的吸收相对较老年人为高，有腹泻等肠胃病的人对钙的吸收就差。因此，评价钙的吸收情况应该考虑多方面的因素。国际上经过大量试验，对各个年龄段试验对象的研究证明，不论是哪一类钙，无机钙还是有机钙，如果实验对象在钙的营养正常情况下，吸收率一般都是 40%；如果钙的营养情况不良，则吸收率可能达到 75%～85%。并没有哪种钙制剂的吸收率特别高。总的来说，钙的吸收率都在 20%～40%之间。

4. **看钙及其他微量元素含量**

钙制品中除了含有钙外，还应该含有磷等人体所必需的其他微量元素。因为钙只有和磷在一定的比例下才能更好地被人体所吸收，也就是说，钙在人体中被吸收需要一定量的其他微量元素的参与。为了使钙能够被人体更好地吸收，钙片或是钙制剂中应该含有其他一定量的微元素（维生素 C、镁等）才是更好的产品。

5. **看产品的安全性**

补钙可能是贯穿终身的过程，其产品的安全性受到人们高度的重视。除了要买符合国家卫生标准的产品外，还要考虑产品的毒副作用对人体的影响程度。这就要求钙片中的重金属如汞、铅、砷的含量低，对人体的毒副作用小。含重金属高的钙片，会对人体造成很大的伤害。

重金属含量高的两种钙制剂要引起我们特别的注意。一种是活性钙，这是由近海的牡蛎、蚌、贝等经过高温活化后，磨细而成。这种沿海软体动物的吸附能力很强，能将近海的污染物铅、汞等重金属吸附。因此，这种活性钙中有重金属，pH 值又很高，偏碱，服后胃肠会有反应。另外的一种是用家畜动物的骨骼磨粉制成的钙制剂，由于重金属尤其是铅容易沉积在骨骼中，因此，服后也会受重金属污染。这两种钙制剂不是良好的钙源，尤其是活性钙是应该被淘汰的。

补钙是一种长期的行为，并且高价格的产品不一定效果就高出许多。目前市场上流通的钙产品，其品质没有太大区别。因此，要根据自己的经济条件，选用科技含量高、工艺无缺陷、吸收率高的钙剂产品为佳。

## 3. 如何补钙才算科学

科学补钙主要是应考虑两方面的问题：一是提高钙的吸收率；二是减少补钙中的不良反应。这就集中地体现在补钙的方式上，好的补钙方式可以提高钙的吸收率，最佳的补钙时间可以对人体产生更好的效果。

俗话说“药补不如食补”，其实我们身边含钙量高的食品比比皆是。天然食物中牛奶每 100g 含钙 100～120mg，每袋市售牛奶中含钙约为 240～280mg，而且容易被人体吸收，被认为是最理想的钙源。日本 1995 年的一项研究提示，牛奶对人类骨骼有“镇静”作用，可减低骨钙丢失。如果一个儿童每天喝 500ml 奶，就可以补充 600mg 钙，再辅以含钙丰富的蔬菜、豆制品、面包等，基本上可以达到摄钙标准。

豆类尤其是大豆制品中含有的植物性雌激素异黄酮对骨质疏松的防治有很好的作用。如鱼虾蟹类，禽蛋肉类，榛子、花生、芝麻等干果，海带、木耳、香菇等均不失为钙的良好来源。豆腐在点卤过程中加入一些电解质，使蛋白沉淀，如南豆腐中加石膏即硫酸钙，北豆腐加的卤水即是含镁的盐，对骨质也是有益的。

如果食补不能够满足身体对于钙的需求，可以靠服用钙剂来补充钙质。服用钙剂最好在进餐时，这样才有利于提高吸收率。这主要是因为，钙只有在以钙离子的形式出现时，才能很好地被人体所吸收。而人在进餐时，为了消化食物，胃壁细胞就会分泌出大量的胃酸来帮助分解食物。如果在进食三餐时一起服用钙剂，胃液的大量分泌就有利于吸收更多的钙离子，以更多的钙离子数量来补充人体的需要。同时，钙剂和食物搅拌在一块，可以使一些强碱性的钙剂，如活性剂可以起到一定的中和作用，使其对胃黏膜的刺激减少。因此，建议补钙的幼儿和老人，要在进食时补或在饭后半小时服用钙片，而不要空腹服用钙剂。

胃酸缺乏的人应该在饭后服用钙剂。胃酸缺乏者在服用某些钙制剂时，钙剂会刺激胃酸过多分泌来消化食物，从而感到胃部不适。所以，胃酸缺乏的人或者在服用抗酸药时，可以在饭后服用补钙制剂，以减少胃部的不适感。也可以选用经柠檬酸、苹果酸调整过口味的补钙品，或用一杯酸性的果汁饮料来送服补钙剂。

钙片因其中的钙质不易溶于水而被人体所消化，故在使用时要嚼碎后再服用，同时，要用清水送下，以有助于提高其吸收率。另外，将钙片分为若干小片分次服用，同样可提高补钙率。

### 4. 补钙是否存在最佳时间

在什么时间补钙对人的效用最大？营养专家指出，补钙的最佳时间是在每天的临睡前。

在白天的一日三餐饮食中，人体可以从食物中摄入450mg左右甚至更多的钙，身体可以通过钙的调节机制，从尿液中排出多余的钙，血液可以随时从食物中得到补充来维持血钙的水平。

到了夜间，人体不再进食，而尿液照常会形成，血液中的一部分钙还是不断地进入尿液。于是，为了维持正常的血钙水平，人体就不得不动用钙库——骨骼中的钙。这种体内自行调节的结果就使得每天清晨尿液中的钙几乎大部分来自骨骼中的钙。另一方面，人体内调节血钙水平的各种激素在白天和夜间的分泌量不同，因而血钙水平一般在夜间较低，白天较高。夜间的低血钙水平也可刺激甲状旁腺素分泌，使骨钙分解加快。

临睡前补钙可以为夜间的这种钙调节提供钙源，阻断体内动用骨钙，况且钙还有镇静作用，可以有助于睡眠。因此，临睡前进食牛奶或其他补钙食品、药物，是一天中最佳的补钙时间。

# 第 5 章　厨房里的营养课堂

# 让营养在厨房里开花

## 1. 烹调让食物更营养

食品经加热处理并调以味料，制成色、香、味、形俱佳的食物，这就是烹调的全过程。

合理的烹调能将食物中的营养素充分动员起来，参加人体组织的新陈代谢活动。

合理的烹调可以促进营养成分分解，以便于消化吸收。蛋白质、脂肪、碳水化合物、维生素、无机盐等营养素，都是包含在食物的组织内部，没有分解出来。食物经过烹调，就会发生一系列复杂的物理化学变化，最终可分解成容易被人体消化吸收的形式。

烹调可以改善食品的色、香、味、形等感官性状。菜肴经加热后，色和形趋于美化。如油炸食物的金黄色、蔬菜的碧绿色、爆炒虾的鲜红色等。食物加热时，原料内部的浆汁排出，使所含的烃、醇、酯、酮、酸等有机物质气化，而散发出诱人的香味，使人食欲增加，胃口大开，营养素的摄入量也会大量增加。

烹调可以使营养互补。如在炒菜时将动物性的食物和植物性的食物同时烹调，使得两者的营养成分在烹制过程中完全混合到一块，并使动物食品高质量蛋白质和植物油脂高质量的脂肪进行有机地搭配，加之溶于菜汤中的水溶性维生素、脂溶性维生素以及矿物质元素和微量元素，使得整个菜肴的营养价值大大提高。

## 2. 科学烹饪是食疗的基础

做饭对于每一个家庭来说占据了重要的地位。尽管每天都做饭，但你知道怎样做出来的饭菜才是最健康的呢？许多人对如何在餐桌上留住营养的知识不够，认为菜的营养成分是固定的，只要常吃营养丰富的蔬菜食品就可保证自身的营养。其实，许多营养成分会因为烹饪时的方法不正确而流失。因此，要想营养得到保证，还要在烹调方法上多加注意。

其实食物从采购到加工、清洗、制作和储存等各个环节都有如何保存营养的讲究。

1. **洗菜、切菜必须是先洗后切，随切随炒**

如果没炒之前先把菜泡在水里的时间过长，蔬菜中的可溶性维生素和无机盐就会溶解于水中而损失掉。另外，还要注意切后就要及时下锅，不然，维生素也会氧化。

2. **要用适当的烹饪方式**

在各种烹调方法中，蒸的方式对维生素破坏最少，煮的方式损失最多，煎居中，其排列顺序是蒸、炸、煎、炒、煮。不论哪种方法，都要热力高、速度快、时间短。菜入锅后，讲究旺火、热油、快炒。油菜、黄瓜、芹菜、蒜苗之类的绿色蔬菜由叶绿素构成，叶绿素是一种不稳定的植物色素，若加温时间过长，吃起来既不脆嫩可口，维生素也会损失很多。大米淘洗过度或用捞蒸去汤方式做米饭，可造成 B 族维生素严重流失。

### 真诚小提示

好的烹饪能对食物原料进行合理的选择调配，加工干净，加热调味，使之成为色、香、味、形、质、养兼美的安全无害的、利于吸收、益人健康、强人体质的饭食菜品，包括调味熟食，也包括调制生食。

常用的烹调方法有很多，如熬、拌、炝、炒、炖、焖、煮、蒸等方法。如果使用得当，就可以使食物既美味又有营养。

高脂血症患者不宜采用的烹饪方法有焖、炒、炸、烧等。

**3. 菜不要切得太碎**

原料加工的形状越大，越有利于保护其中的营养素。因此，切菜时，不要切得过碎、过细。否则，营养素与空气接触过多，容易造成营养素的损失，减少人体的摄入量。水果切成小块，过1小时维生素C就会损失20%；蔬菜块大一些，同样有利于保存其中的营养素。

**4. 并不是生吃食物都不好**

葱、蒜等蔬菜含维生素B很丰富，而且生吃、调味，都能增加食欲，并且患有某些慢性病时还提倡吃生的。但是，也不是所有食品生吃都好，比如淀粉类食品只有煮熟后才容易消化吸收，生粮食外壳上有一层硬膜，煮熟后硬膜破坏了，里边的淀粉颗粒跑出来，才成了糊精。

**5. 食品要趁鲜食用**

专家研究发现，储存时间越长，食品中的营养物流失就越多。以蔬菜为例，新采摘的绿叶蔬菜每放置一天，所含的维生素就会减少10%左右。同时，其他营养物质也会有所减少。而在肉类储存上存在的误区是：将一大块肉冰冻，以后每吃一次就切一块，剩下的肉重新放入冰箱冷冻。这种方法是不可取的，因为鱼、肉反复解冻会导致营养物质流失并影响口感。如果一次购买了较多的鱼、肉，最好的储存方法是将它们分块，并快速冷冻。

**6. 充分利用原料**

有些人总认为诸如菜叶之类的东西没有营养，往往一扔了事，只吃里面的菜心。其实，有些蔬菜类的菜叶营养含量较高，不可随便丢弃。蔬菜的一切可以吃的部分，最好都吃，蔬菜有色部分含维生素较多，白色部分含维生素少，都应合理地利用。如芹菜的菜叶就富含营养，随便丢掉就很可惜。

# 吃鸡蛋六注意

鸡蛋是人们最喜欢的食品之一，它能够为人体提供丰富的营养。但是，食用鸡蛋也要讲究科学，否则就会得不偿失。

## 1. 最具营养的烹饪方法

鸡蛋吃法多种多样，就营养的吸收和消化率来讲，煮蛋为 100%，炒蛋为 97%，嫩炸为 98%，老炸为 81.1%，开水、牛奶冲蛋为 92.5%，生吃为 30%～50%。由此来说，煮鸡蛋是最佳的吃法，但要注意细嚼慢咽，否则会影响吸收和消化。不过，对儿童来说，还是蒸蛋羹、蛋花汤最适合。因为，这两种做法能使蛋白质松解，极易被儿童消化吸收。

煮鸡蛋是常用的吃法之一，但若煮不得法，往往会使蛋清熟而蛋黄不熟；或煮过头了，把鸡蛋煮得开了花，蛋白蛋黄都很硬，这样都不利于消化吸收。

正确的煮蛋法是，鸡蛋于冷水下锅，慢火升温，沸腾后微火煮 2 分钟。停火后再浸泡 5 分钟，这样煮出来的鸡蛋蛋清嫩，蛋黄凝固又不老。

据营养学家介绍，“5 分钟鸡蛋”不仅软嫩、蛋香味浓，而且有益人体营养的吸收。美国医学界曾发表研究报告，24 名成人每日吃两个半熟鸡蛋，6 个星期后血脂并没有上升，对人体有益的好胆固醇（HDL）反增加了 10%。

## 2. 吃鸡蛋不可过量

鸡蛋是高蛋白食品，如果食用过多，可导致代谢产物增多，同时也会增加肾脏的负担，一般来说，孩子和老人每天一个，青少年及成人每天两个比较适宜。

## 3. 蛋白好还是蛋黄好

正确的吃法应该是吃整个鸡蛋，蛋白中的蛋白质含量较多，而其他营养成分则是蛋黄中含得更多。

## 4. 鸡蛋不可生吃

有些人认为生吃鸡蛋可以获得最佳营养。其实，吃生鸡蛋坏处多多，对人的健康是十分有害的。

生鸡蛋中含有抗酶蛋白和抗生物蛋白。前者阻碍人体肠胃中的蛋白酶与蛋白质接触，影响蛋白质的消化、吸收。后者能与食物中的生物素结合，形成人体无法吸收的物质。但是上述两种存在于生鸡蛋中的有害物质，一经蒸煮就被破坏，蛋白质的结构变得松软，容易被人体消化吸收。

另外，大约10%的鲜蛋带有致病菌、霉菌或寄生虫卵，容易使人致病。有的家长用开水冲鸡蛋加糖给孩子喝，由于鸡蛋中的病菌和寄生虫卵不能完全被杀死，容易引腹泻和寄生虫病。

因此，鸡蛋一定要煮熟吃，以吃蒸蛋最好，不宜用开水冲鸡蛋，更不能吃生鸡蛋。

## 5. 不要用豆浆冲鸡蛋

鸡蛋中含有一种黏性蛋白，若与豆浆中的胰蛋白酶结合，会失去营养价值。

## 6. 茶叶蛋应少吃

茶叶蛋虽然好看，但营养价值并不好。因为茶叶除含有生物碱外，还含有一种酸性物质——鞣酸。鞣酸与鸡蛋中的铁元素结合形成鞣酸亚铁，会对胃产生刺激，不利于消化吸收。

# 巧用小小调味品

用餐时，我们总是爱加醋、姜、蒜、葱、辣椒等佐料。巧用小小调味佐料，能够赋予食物特殊的风味，会使人享受到美食的无穷乐趣。调味品有酸、甜、苦、辣、咸等多种口味。不同的烹饪佐料分别具有使菜肴美味、提高食欲、减少油腻、解毒杀菌、舒筋活血、保护维生素C、减少水溶性维生素的损失、维持体内渗透压和血液酸碱平衡、保持神经和肌肉对外界刺激的迅速反应能力以及调节生理和美容健身等不同功能。

**醋** 可解除食物的腥味，使食物更加鲜美可口，促进胃酸分泌，增加食欲，还有一定的杀菌作用。在烹调排骨时用醋，可使骨酥肉烂，有助于骨中的钙、磷溶解，增加吸收利用。若过量，则会损胃、损齿。

**酱油** 包含有人体必需的8种氨基酸，营养价值较高。不过，酱油中含有较多的钠盐，过多食用，则容易导致高血压。

**味精** 所含的谷氨酸钠盐，对大脑有代谢有帮助。但它其中又含有较高的钠，如加热时间过长、温度过高，易使味精变性，对高血压患者不利。

**盐** 咸味的调节剂，具有突出的鲜味、解腻、杀菌、防腐的作用。但过多吃盐，会导致多种疾病。

**酱** 以大豆或是面粉为原料，加入酵粉、盐和水加工而成的糊状物，具有特别的色、香、味。

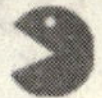

**花椒等** 可去腥，除异味、增香味；葱、姜、蒜等有独特的香辣味；蚝油，具有很是鲜嫩的味道，能增加食物的咸鲜味；桂皮、砂仁，不仅能加香味，还有中药的保健成分。

# 烹饪过程要防止营养素丢失

现在人们的营养保健意识已日益提高，已不只简单地要求吃饱、吃好，还要吃出营养、吃出健康。因为人的生长发育、新陈代谢，一时一刻也离不开营养素，而营养素则主要来自饮食。食物中营养素含量的多少和质量的好坏，是决定人体健康的基本因素，它对人体有构成组织、供给热能和调节生理机能的功能。但食品中的营养素很容易在人们的加工制作过程中受到破坏。那么，就应该在烹饪的过程中减少食品中营养素的损耗。

在做米饭时，要注意以下几点：

1. 淘米的次数不可太多，不可浸泡过久和用力揉搓。如用热水淘米时，水的温度不宜过高。淘米过程中会损失较多的营养物质，主要有蛋白质、脂肪、糖、无机盐、维生素等。淘洗次数越多，揉搓劲越大，损失也就越大。

2. 做米饭时先加水把米煮得半熟，然后把米捞出再蒸熟。但在运用这种做法时要充分利用米汤，米汤中含有大量的维生素和无机盐以及蛋白质、脂肪、糖，很有营养价值。其次要注意，做米饭宜用热水。

3. 煮大米或小米粥时切记不要放碱。放碱后，虽说米熟得快且汤粥又粘，但很多的营养成分会被破坏。

在做面食时，要注意以下几点：

1. 应尽量采用使维生素损失较小的方法，如蒸馒头、蒸窝窝头、烙饼等。但做馒头时，碱不宜放得过多，因用碱过量会使维生素大量破坏。如用干酵母蒸馒头，就会避免这类问题的发生。

2. 煮面条、水饺的汤汁一定要充分利用并设法饮用，切不可随意倒

掉，因汤里含有许多营养物质。

在做肉类食品时，要注意以下的几点：

1. 最好采用急火快炒的方法，同时对某些菜肴挂糊上浆。烹调中挂糊上浆，既能使菜肴鲜嫩可口，又有利于营养素的充分保护。

2. 大骨头最好是拍碎煮汤，并且稍微加些醋。烹调中适量加醋能使骨中的钙更易于溶解，从而有利于人体对钙质的充分吸收和利用。

在做蔬菜食品时，要注意以下几点：

1. 最好先洗后切，切好就炒，炒好就吃，尽量缩短放置时间。如果先切后洗，则会使蔬菜中维生素和无机盐的丢失；如果放置时间长，则会使维生素受到不同程度的损失。

2. 蔬菜能生吃的就生吃，因为生的蔬菜可以提供大量的纤维素，有助于排毒，而且有些维生素，如维生素C会随着对蔬菜的烹煮而流失。

3. 炒菜时油料一定要熬透，并以大火急炒为最好。蒸和煮所破坏的维生素就较多。凉菜最好是随拌随吃，这样既可以减少维生素的损失，又可以使凉菜的味道鲜美。

4. 切不可挤出菜汁，因菜汁中含有丰富的维生素C和其他的水溶性维生素，同时，还含有人体所必需的无机盐。

总之，在制作食物时，如能注意到以上四个方面，并能选择富有营养的原料进行合理的搭配，就能满足人体对各种营养素的需要，从而保障人身体健康，延年益寿。

# 食品卫生是健康的保证

不洁净的食物会造成疾病和食物的中毒，要食物发挥促进健康的作用，除了要求对食物进行合理的搭配和烹调处，就还必须注意食品的卫生。请您注意以下四个方面的问题：

**细心识别食物原料的新鲜度** 为了保证具有良好的营养和烹饪效果，并防止食物中毒，必须要求食物新鲜不变质。对于不够新鲜者，要注意给予充分的加热和清洗；有腐烂变质者必须弃用。不新鲜的食物存放了过长的时间，所含对人体有害的亚硝酸盐就会越多，肉类就会变质。注意：不要购买注水肉。

**操作过程** 操作过程要卫生，以防止有害细菌和寄生虫的污染。生熟食品要分开制作，最好不要用同一套刀餐具、砧板。擦布用过之后，要清洗干净，必要时要用开水或消毒液消毒，不要让砧板成为细菌的“天堂”；食物要煮熟或炒熟；制作凉菜时，应将菜清洗后，在沸水中烫半分钟；要用经过消毒无污染的餐具。

另外，还要防止制成品被污染。食物的制成品要尽快地盛于洁净的餐具中，及时食用。避免用手来接触已制成的食物。厨房要有防蝇、杀蟑螂的设施，餐厅要经常地打扫、擦洗，保持一个明净清洁而舒适的环境。

# 第 6 章　科学饮食的“三大纪律八项注意”

# 科学饮食要遵守的“三大纪律”

## 1. 不暴饮暴食

在现实的生活中，人们遇到某些场合，往往控制不住自己的食欲，放开肚皮大吃大喝，结果就吃出病来。“想要身体好，吃饭不过饱”。暴饮暴食，在短时间内进食大量食物，严重地增加了肠胃的负荷，易引起急性的胃肠炎、急性胃溃疡穿孔，严重者也能诱发心脏病等，它还是诱发急性胰腺炎的元凶之一，可能危及人的生命。因此，暴饮暴食是饮食的第一大忌。

在平常，人们的一日三餐大体上定时定量，胃一直处于有节奏的工作中。如果暴饮暴食，特别是在饥饿了较长时间后，一次吃得太多，从近期的反应来看，胃就会被撑得处于饱和的状态，使胃蠕动困难，引起胃肠功能的紊乱，损伤胃的正常功能，从而引起胃病；从长远的角度看，进食过多，势必造成体内的热量过剩，引起肥胖超重，并可加速人体衰老的进程。同时，大量的优质白质在体内不能完全被消化吸收，造成了不必要的浪费。

所以，应控制饮食，少吃油腻食物，多吃富含纤维的食物，如韭菜、芹菜等，有助于消化和排便。如果情况较严重，可用一些有助消化的常用药。另外，山楂有消食化积、活血化淤的作用，为消油腻、化食积的良药。

## 2. 淡些、淡些，再淡些

有人在评价菜肴好坏时常用“清淡无味”来形容，在不少人的饮食观里更有“咸则鲜”的喜好。但是大量地摄入钠盐对健康十分不利，特别是大大地增加了患高血压的几率，还会直接损伤全身各处的血管壁，引起血管硬化，导致心肌梗死和肾功能衰退。

世界卫生组织推荐的每日食盐的摄入量应控制在 6g 以内才是安全的，糖尿病的非高血压病人不超过 5g，高血压病人不超过 3g。我国居民的口味普遍偏重，绝大多数超过了标准，所以要提倡淡些、淡些、再淡些，要把每日摄入的盐控制在 6g 以内。

因此，我们要尽量少吃咸菜、酱类等高盐类食物；在烹饪时，可以利用有特别香味的食物，如洋葱、西红柿、青椒、香菇等以及一些调味料（姜、蒜、葱等）来做菜，以减少对盐的依赖；在烹调时可以利用苹果、菠萝、柠檬、白醋以及糖醋调味料来调制食物，以降低对盐的需求；必要时，可用钾盐来替代钠盐。

## 3. 避免酗酒

酒作为一种饮品，基本不含什么营养，有的只有较高的热量，每克酒精大约能够提供 7000cal 的热量，其含热量之多远远超过主食所含的热量，长期大量地饮酒或是饮烈性的酒，会摄入过多的热量而导致产生肥胖。

权衡饮酒的利弊，关键在于酒的“质”与“量”。如少量饮用果酒、低度酒，可增加胃液的分泌，促进食欲，帮助消化。过度地饮酒，或是饮酒无度，则物极必反，危及身体。饮酒过量或是饮用高烈度的白酒，会增加患高血压、中风发生的风险，以及肾功能衰竭等症状，能引起慢性酒精中毒、黏膜损伤、心肌乏力、血管变脆、呼吸及神经系统的功能降低。过量饮食使神经亢进，失去自主。若患有心血管疾病、肝肾功能不全、胃肠病和泌尿系统疾病等，都应该戒酒。因饮酒过量而致病或是死亡的例子在生活中并不少见。

李时珍的《本草纲目》中论到“酒，辛者能散，苦者能降，甘者居中而缓，淡者利小便，用为向导，可以通行一身之表”，“少饮则活血行气，壮则御寒，遣兴消愁，避邪逐秽……”饮酒以有利健康，以不损伤身体为前提，饮酒应该以低度酒或保健类的酒为宜，空腹或深夜更要忌饮酒，饮酒时以慢饮、缓饮为好。

# 建立良好饮食习惯的“八项注意”

## 1. 每日主食不可少

随着人们生活习惯的改变，现代人吃的主食越吃越少，副食类尤其是肉菜类越吃越多，许多人认为这样吃才营养合理，但是其中却暗藏着危机。其实，这种饮食结构有失偏颇，多吃肉菜少吃饭会导致热量和营养素的摄入不足，同时也会导致胆固醇增高。各种谷食类，含有的碳水化合物除了为人体提供能量外，还是 B 族维生素的主要来源，人们不可忽视。最好一般成人每天用量在 600～800g 之间，其中早餐可用 150～200g。

最新研究发现，人们通常所说的主食即米饭和馒头，其中所含的植物甾醇具有降低胆固醇的作用，十分有利于心脑血管疾病的防治。虽然其含量较少，但保证了主食的摄入，人体得到的植物甾醇还是较高的，约占总摄入量的 17%左右。

因此，一日三餐主食的适量摄入，不但可以保证人体获得足够的营养，还可以降低胆固醇，防治心脑血管疾病。

## 2. 避免过食精细食物

随着生活水平的提高，人们在不断地追求细腻的口味，不愿再食用糙米杂粮。然而，从健康的角度来看，糙米杂粮，比精米细面等要好得多，这类粮食没有经过细磨，在糊粉层和胚芽之中，保存了大量的营养物质，特别是 B 族维生素和矿物质等，对人体健康十分有利。所以，应尽量采用全谷类食物，如全麦、糙米、糙米薏仁、胚芽米等，仍保留其部分的谷壳皮，并间隔吃一些杂粮饭、粥等，这样可摄取更多种类的营养素。

粗细粮的搭配、各种不同食物的混合能起到蛋白互补的作用，使各种食物的氨基酸互补，更接近人体蛋白质的比例，从而提高营养价值。所以，在日常的饮食中不要过多食用精细化合物类的食物，提倡粮豆混合、粗细搭配。

### 3. 以鸡鸭肉代替猪肉

猪肉是中国居民传统的肉食品，几乎占到了肉类食品的一半的比例。但是从合理膳食的角度来看，这并不是一个好的选择。专家指出，猪肉所含的饱和脂肪、总脂肪量和胆固醇高，同时，它又能产生较高的热量，如果长期大量地食用，特别是食用大量的肥猪肉，对人体的健康十分不利。

目前，我国居民消费还不够高的鸡、鸭、鱼肉以及牛羊肉等，不仅含有大量优质的蛋白质，而且所含的饱和脂肪、总脂肪量和胆固醇均较低。鸡肉是公认的“蛋白质的最佳来源”，鹅肉和鸭肉的化学结构很接近橄榄油，对心脏有好处，尤其是老年人不妨多吃。

据测算，每 100g 鸡肉含有的蛋白质为 16.5g，脂肪为 14.2g；而每 100g 猪肉含的蛋白质要少得多，而脂肪的含量则高达 89.7g。因此，要大力提倡尽可能地用鸡、鸭、鱼肉代替猪肉，以减少猪肉的消费比例。减少摄入过多的脂肪，还可保证摄入足够的动物蛋白质。

### 4. 每周至少要吃几次鱼

鱼是经过实践并被人们公认的健康食品，因为鱼肉中的蛋白质含量高达 25％～30％，而且极易消化，其中所含的 ε－3 系列不饱和脂肪酸很丰富，还含有丰富的矿物质，它们对清理和软化血管、降低血小板聚集、降低血脂以及延缓衰老都有好处，特别是在维护心脏健康方面具有重要的作用。所以，人们应该每周至少吃一次鱼。

科学研究表明，常吃鱼有助于降低心血管疾病的发生。瑞典科学家的

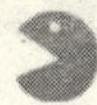

研究表明，每周至少吃一次高脂肪鱼有助于预防肾癌，高脂肪鱼主要是指三文鱼等深海鱼类。美国心脏病学会和糖尿病学会则建议每周吃 2～3 次鱼（特别是深海鱼），作为膳食的指导标准。

## 5. 增加奶类制品的摄入量

每人每天一杯牛奶的要求不算高（严格地说是最低的要求），应该能够做得到。我国居民摄入的奶量普遍偏低，平均只达到推荐量（800mg）的一半左右，只有世界平均水平的一半左右，是美国人的 1/70。

人体缺钙可引发多种的疾病，以高血压为例，每天摄入钙量小于 300mg 者的高血压发病率，是每日摄入钙 1200mg 者的 2～3 倍。每天增加摄入 100mg 的钙，就能降低一定的血压。另外，它还参与人体多项的生理活动。人的各个生理阶段，都需要大量的钙。给儿童补钙可以防止佝偻病，孕产妇、老年人补钙可以防止骨质疏松。因此，一个成年人在 30 岁时，就应该从饮食中补充钙质。成年人每人每天服用 1～2 袋奶（约 250～500ml）是必需的。

奶是钙的最佳来源，强调每天饮用一杯牛奶，人们的健康就多一分保障，我们的身体素质将会更加强健。最理想的饮奶时间是上午 9 时，或是晚上睡前补充一杯新鲜牛奶，饮量约 250g 即可。

中国人不愿喝奶的一个重要的原因是缺乏乳糖酶，表现为一次性进食大量的奶后，奶中的乳酸不能在小肠中被吸收，而在进入到大肠后产生酸气，导致肠胃不适、腹胀和腹泻等症状，这在医学上被称为乳糖不耐受症。可把鲜奶分成两三次，用少量多次的方法加以解决；也可以用酸奶来替代新鲜奶，或是用无乳糖的奶粉替代新奶。

## 6. 多吃豆腐及豆制品

豆腐营养丰富，豆类食品含有丰富的优质蛋白质，50g 大豆的蛋白等于 50g 瘦肉，等于 3 个鸡蛋，或者 200g 大米。豆腐里还含有不饱和脂肪酸、钙、钾、镁及 B 族维生素，其中钙的含量比牛奶还多，所含的胆固醇为零。吃豆腐可以防治心血管疾病，具有抗氧化、降血压及提高免疫力、防治动脉硬化的作用。它对人体的好处是多方面的。牛奶里没有抗癌物质，豆腐里含有5种抗癌物质，其中特别是异黄酮，有预防癌症的作用。经常吃豆腐可降低胆固醇，防止血管硬化。中医学认为，豆腐有益中和气、生津润燥、清热解毒、消渴解酒等功效，还可以防治呼吸道及消化道疾病。所以，豆腐不但是好食品，而且有药用价值。

吃豆腐还对更年期女性有帮助。女性朋友到了一定年纪，因为雌性激素分泌不足，就会出现更年期综合征。最近专家发现，豆腐当中含有大量的类黄酮。所以，多吃豆腐还可以很好地补充雌性激素。为了身体健康，请每天吃上半块豆腐。

### 7. 少食腌制、熏制品食物

要想身体健康，就要限制食用过多的腌制品，如咸鱼、咸菜、酱菜、泡菜等，还要限制食用熏制品，如火腿、香肠等。这些食物可以改善胃口，促进食欲。但是这类食物属于高钠盐的食品，不利于对食盐的控制；更为重要的是，这类食物中含有较多的硝酸盐，而硝酸盐可以还原成亚硝酸盐，对人产生较大的危害，成为致胃癌、肠癌等高危险因子，而且吃得太咸，也是高血压、心脏病、胃癌、膀胱癌的诱因。

新鲜的蔬菜中含有少量的亚硝酸盐，对人体并无大的影响。而以泡菜为代表的咸菜，在用大量的盐腌制的过程中，经过一定的变化产生大量的亚硝酸盐。亚硝酸盐在胃液及硝酸还原菌的作用下，与膳食蛋白分解产生的二级胺反应生成致癌物质亚硝酸胺，会增加多种消化系统癌症的风险。所以，为维护健康和预防癌症，少食腌制品、熏制品是极为明智的选择。

### 8. 不可过食肥腻食物

食物要清淡，少吃肥肉和荤油，也不要大量地吃糖。古人就说过“膏粱肥厚，足生大丁”，指的就是贪食过于油腻和过于甜的食品，会因脂肪

和糖的摄入过量，造成身体发胖、气血淤积而发痈疽的情况。更重要的是，过分油腻的食物还不易消化，增加肠胃的负担，造成消化不良，还特别会促成血脂异常、动脉粥状硬化、冠心病等病的发生。

# 不可过多食糖

甜食的存在对于我们始终是一种诱惑。世界卫生组织（WHO）曾调查了23个国家人口的死亡原因，得出结论：嗜糖之害，甚于吸烟，长期食用含糖量高的食物会使人的寿命明显缩短，并提出了“戒糖”的口号。但是近年来，中国人对糖的消耗量居高不下，吃糖的危害还没有被更多的人认识到。

糖可以说是一个地地道道的“甜蜜杀手”。多吃糖除了易发生龋齿、肥胖、高血糖外，对健康会造成多方面的危害：

**1. 诱发多种慢性疾病**

营养调查发现，尽管吃糖可能并不直接导致糖尿病，但长期大量食用甜食，会使胰岛素分泌过多、碳水化合物和脂肪代谢紊乱，引起人体内环境失调，进而促进多种慢性疾病，如心脑血管疾病、糖尿病、肥胖症、老年性白内障、龋齿、近视、佝偻病的发生。多吃甜食还会使人体血液趋向酸性，不利于血液循环，并减弱免疫系统的防御功能。

**2. 可导致多种营养性疾病**

精制后的白糖纯度非常高，其中几乎不含其他营养物质，只有大量热量。吃糖多了，人体的血糖就会升高，人就会因摄入热量太多而产生饱腹感，影响对其他富含蛋白质、维生素、矿物质和膳食纤维食品的摄入和吸收。长此以往，会导致营养缺乏、发育障碍、肥胖等疾病。尤其是人长期缺乏维生素 $B_1$ 时，就会表现出消化不良、厌食及烦躁不安等神经系统的症状；严重时，会出现面白无力、肌肉松弛、抵抗力下降等营养不良表现，还会使肌肉和神经系统的活动能力下降。

**3. 容易发生骨折**

另一方面，白糖在体内的代谢中需要消耗多种维生素和矿物质。糖在

人体内代谢时会产生的中间酸性产物，如乳酸和丙酮酸等，这时碱性的钙、镁、钠等就要来参与中和反应，以保持人体内的酸碱平衡。因此，经常吃糖会造成维生素缺乏、缺钙、缺钾等营养问题。钙的大量消耗，造成体内缺钙，易导致骨质疏松，发生骨折及老年性脊柱侧弯。日本营养学家认为，吃甜食过多是儿童造成骨折率上升的重要原因；美国营养学家也指出，爱吃甜食者发生骨折的几率较高。

4. **影响视力，造成近视**

吃过多的糖，导致血糖升高，从两个方面对眼睛造成损害：糖类的代谢产生的酸性物质，需要钙、铬等碱性元素来加以中和，而钙和铬是保持眼球弹性的材料之一。一旦营养不再平衡，致使眼球壁弹性降低，眼球内的压力改变，长时间的紧张用眼导致眼轴拉长，造成近视；另一方面，血糖的增高会加速眼晶状体的变性，引起眼晶状体的房水渗透压的改变，致使屈光度增加，亦可导致近视的发生。

完全拒绝吃糖是一件困难的事。几乎所有甜味食品中，都含有大量用白糖或糖浆做成的甜味剂。但是，只有能够科学地吃糖，才能有利于健康。

(1) 每天最好不要超过 40g。要注意对量的限制，否则非常容易被突破。

(2) 餐前 1 小时禁食糖，包括甜食和糖果。它能延缓肠胃的蠕动和排空，抑制食欲，减少正餐，使营养失衡。

(3) 餐后不要进食甜品。进食后血糖就会升高，如同食糖类一样，就会增加胰岛素的负荷，易导致胰腺病变。吃糖时，可在三餐之间加餐的时间（上午 9～10 时，下午 15～16 时）吃一些甜食较为适宜。

(4) 空腹不易吃甜食、糖果。空腹进食会导致胃胀、反酸、恶心和烧心感。糖中的糖分被人体迅速地吸收后，血糖迅速地升高，这时又需要马上大量地分泌胰岛素来降低血糖，结果可能导致血糖过度下降，很快又出现低血糖反应，很可能会对人体造成伤害。

(5) 不可一次性大量吃糖，那样会加重人体各组织、器官的负担，使血糖骤升，胰腺负担过重，导致肠胃不适、胃胀嗳气、无食欲，并严重影响对各种营养素的摄入、消化和吸收。

(6) 不宜吃糖的人群。以下的人群不能或不宜吃糖，或者必须适量吃糖：胃肠功能弱、功能性消化不良、胃炎和消化道溃疡、胃食管反流症及肥胖、糖耐量低减、高甘油三酯血症、高胆固醇血症和冠心病患者等。

(7) 最好选择含营养高的糖吃。红糖就是一种很不错的选择，红糖也叫“黑糖”、“褐糖”，含有较多的铁、钙、钾、镁等矿物质，具有很高的营养价值，而且有利于人体内酸碱平衡。它还有保健的作用，中医学认为红糖有活血散淤、温中散寒等作用。但是红糖性温，经常上火、口干舌燥的人应当少吃。

(8) 特殊或个别情况下，可以随时吃一些糖。在血糖浓度降低的时候，少量吃糖可以紧急补充。低血糖患者饥饿时会感到眼前发黑、四肢发软，最好的办法就是马上喝一杯糖水。不好好吃早饭的人，临近中午时常会感到昏昏沉沉、注意力不能集中、思维能力下降，这时如果吃点甜食，就能快速恢复大脑功能。

运动员在剧烈运动前如果补充少量的含糖饮料，可以帮助他们提高运动成绩；运动之后及时补糖，可以消除疲劳。

普通人如果在洗澡前、饥饿时、需要提高注意力时，少量吃糖也有益处。

# 第 7 章　个性化饮食，为健康加分

# 找到最适合自己的饮食方式

## 1. 脑力劳动者的饮食：让大脑的效率更高

脑力劳动者消耗脑力甚大，通过食物营养使大脑获得所需要的全面营养，提高大脑的活力和劳动效率，这是每个脑力劳动者应该积极办到的事情。

**吃好主食**

每天应吃450～640g主食，要粗细搭配，品种多样。富含碳水化合物的食品主要有大米、面粉、小米、玉米、红枣、桂圆、蜂蜜等。

科学家研究发现，人脑的重量虽然只占人体重量的2%左右，但大脑消耗的能量却占全身消耗能量的20%。人体消耗的能量主要由膳食中的糖、脂肪和蛋白质提供。但在大脑中，自身储备的能量很少，它主要依靠血液中的葡萄糖（血糖）氧化供给能量。大脑对血糖极为敏感，人脑每天大约需用116～145g的糖，其中从食物中要获取的2/3。当血糖浓度降低时，脑的耗氧量也会下降，轻者感到头昏、疲倦，重者会发生昏迷。因此，应给脑力劳动者提供充足的食物，以供给其大脑所需要的能量，以保证其复杂的机能。

**多吃富含优质蛋白质的食物**

脑力劳动者要多吃诸如蛋类、乳类、鱼类、禽类、瘦肉及大豆类等富含蛋白质的食物。蛋白质在大脑中含量最高，脑细胞在代谢过程中需要大量的蛋白质来补充更新。实验证明，食入不同含量的蛋白质食物对大脑活动有显著影响。增加食物中的蛋白质含量，能增强大脑皮层的兴奋和抑制

作用，而且蛋白质中的合氨酸还能消除脑细胞在代谢中产生的氨的毒性，有保护大脑的作用。

**增加富含脑磷脂和不饱和脂肪酸的食物**

增加富含脑磷脂和不饱和脂肪酸的食物，如猪脑、羊脑、鸡脑等，富含卵磷脂的食物主要存在于鸡蛋黄、鸭蛋黄、鹌鹑蛋黄、大豆及其制品中；富含不饱和脂肪酸的食物主要有植物油、葵花子、南瓜子、花生、西瓜子、核桃、鱼、虾等。

人脑所需要的脂类主要是脑磷脂和卵磷脂，它们有补脑作用，能使人精力充沛，使工作和学习的持久力增强，对神经衰弱有较好的疗效。另外，人在长期从事紧张的脑力劳动时，机体可出现脂质代谢障碍，使血清胆固醇含量增高，引起高脂血症和肥胖症，所以，多吃一些富含脑磷脂和不饱和脂肪酸的食物是很有益处的。

**多吃富含维生素 A、维生素 B、维生素 C 的食物**

富含维生素 A 的食物主要有动物肝脏、乳类、蛋类及胡萝卜、韭菜、海带等；富含 B 族维生素主要有谷类、豆类、花生、核桃、芝麻、香菇、蔬菜、蛋类、奶类、瘦猪肉、脏腑类、酵母、鳝鱼等；富含维生素 C 的食物主要有鲜枣、猕猴桃、柑橘、柠檬、柚子、菜花、绿叶蔬菜、辣椒、西红柿等。

维生素 $B_1$ 能够促进碳水化合物的代谢，为大脑提供能量，而不需要大脑动用自己的能量储备或者用蛋白质作为能量，有保护大脑的功能。维生素 C 也是蛋白质和糖进行正常代谢不可缺少的物质。维生素 $B_6$ 和维生素 $B_{12}$ 则有保护和镇定神经的功效。紧张的神经活动还能增加机体对维生素 C、尼克酸、B 族维生素的需求量。

脑力劳动者还应补充一些营养丰富的食品，诸如花生米、核桃仁、松子、葵花子、芝麻等，这些食品也富含蛋白质、卵磷脂、不饱和脂肪酸、维生素等营养成分。但是这些东西油脂成分太多，不宜多吃，作为人体营养的一种补充是应该适量进食的。

总而言之，脑力劳动者的营养要以补充脑组织活动的能源，构成脑细胞的磷脂或不饱和脂肪酸以及参与调节脑细胞兴奋或抑制的蛋白质、维生素 A 和微量元素等为重点。对一般脑力活动较少的，尤其是中年以上的脑力劳动者，由于热能摄取量较少，应特别注意保证有足够的优质蛋白质和维生素的摄入，减少纯糖、纯油脂食物的摄入以防发胖，增加蔬菜、水果的摄入量，其中尤以绿叶菜和橙黄色蔬菜更好，科学安排一日三餐。

## 2. IT 工作者的饮食：既护眼又增强免疫力

IT 业的人士长时间使用电脑，给身体的健康带来许多不良影响，如久坐、辐射、腰痛等，其中最为重要的一个就是眼睛疲劳。常用电脑的人会感到眼睛不适，视力下降，易有疲劳的感觉。这是因为眼睛视网膜上的视紫红质会被消耗掉的缘故。另外，在聚精会神地进行操作时，眨眼的次数下降，也增加了眼睛的干燥程度。所以，IT 人士在饮食上应注意以下几方面：

**适当增加营养**

对长时间使用电脑者，增加营养很重要。维生素 B 起到对脑部供血的作用，对脑力劳动者很有益，如果睡得晚，睡觉的质量也不好，应多吃动物肝脏、新鲜果蔬，它们含有丰富的 B 族维生素。此外，肉类、鱼类、奶制品也有助于增加记忆力。巧克力、小麦面包、海产品、干果可以增强神经系统的协调性，这些都是 IT 工作者的最佳食品。

**吃一些对眼睛有益的食品**

如鸡蛋、鱼类、鱼肝油、瘦肉、动物肝脏、牛奶、胡萝卜、菠菜、地瓜、南瓜、枸杞子、菊花、芝麻、胡萝卜等，对于眼睛都很有帮助。因为视紫红质主要是由维生素 A 合成的。以上的食物可以补充人体缺乏的维生素 A 和蛋白质，若能每周吃 3 次的胡萝卜，就能保持人体内维生素 A 的正常含量，而蛋白质又是组成细胞的主要成分，以保持组织的修补更新，需得到不断地补充。

**注意维生素的补充**

多吃含有维生素的新鲜水果、蔬菜等。含有维生素 C 的食物对眼睛也有益。维生素 C 是组成眼球水晶体的成分之一。如果缺乏维生素 C，就容易患水晶体浑浊的白内障病。因此，应该在每天的饮食中，注意摄取含维生素 C 丰富的食物，比如，各种新鲜蔬菜和水果，其中尤其以青椒、黄

瓜、菜花、小白菜、鲜枣、生梨、橘子等含量最高。

由于在办公室里受日晒的机会较少，容易缺乏维生素 D，患骨质疏松、出现腰痛的可能性增加，因此，要适当地多摄入一些含维生素 D 丰富的食品，如海鱼、动物肝脏、蛋黄、骨头汤、牛奶、瘦肉、虾、豆制品等。

**多多饮茶**

电脑的辐射对眼睛的伤害很大，对人体的辐射也是一种危害，尽管对人体健康的影响较小，但也应预防。饮茶（如绿茶）能降低辐射的危害，茶叶中的脂多糖有抗辐射的作用。另外，螺旋藻、沙棘油也具有抗辐射的作用。适当地饮一些菊杞茶不失为一种护眼的好办法，在菊花茶中加入适量的枸杞浸泡即成，可有效缓解眼睛疲劳。也可以用黑色的决明子煮成茶来喝，也是很好的护眼饮料。杜仲茶具有补血与强壮筋骨的作用，对于经常久坐、腰背痛者很有帮助。

此外，多食用一些有利于增强身体抵抗力的食品，如香菇、蜂蜜、木耳、海带、柑橘、大枣等。蜂蜜同样也是电脑工作者的保健佳品，具有润肠通便、润肺止咳、益气补中、解毒的作用。可以每天早晚冲上一杯蜂蜜水，既可润肠通便，又可预防感冒，还有清除体内毒素的作用。

另外，用完电脑应洗脸，平时应注意锻炼身体。

## 3. 白领人士的饮食：缓解紧张增强精神

整日置身于写字楼之中的白领阶层，每天都处于紧张的高强度工作中，脑力劳动负荷超重，久而久之，就会引起精神紧张、忧郁症、女性月经失调等不良反应。在这样的前提下，如果在营养不足，特别在缺乏维生素的状况下连续工作，就更容易出现精神紧张、工作无力以及其他的病症。所以，白领们要特别注意合理膳食。

**早餐要吃好**

早餐应吃好，营养充分，以保证旺盛的精力，并有足够的热量。若不吃早餐，严重伤胃，使你无法精力充沛地工作，特别是女性，容易“显老”。午餐要多吃富含蛋白质的食物，如羊肉、鸡鸭、动物肝脏、鱼类、豆类及其制品；晚餐适宜清淡，不可过于丰富，否则会使人发胖，应多吃含维生素高的食物，如各种新鲜蔬菜，饭后吃点新鲜水果。

**多吃富含磷脂的食物**

要经常选用一些含磷脂高的食物，以利于健脑，例如蛋黄、鱼、虾、核桃、花生等。这些食品中含有丰富的维生素 E，可以降低胆固醇，清除身体内的垃圾。

**适当多摄入维生素**

还要适当地多摄入维生素 B 族。维生素 B 族和热量的新陈代谢，也与维持神经的正常机能有关。缺乏维生素 B 族容易产生种种不适，眼睛也容易畏光、流泪、视力模糊。白领阶层的工作压力大，饮食中的维生素 B 族却常常摄取不均衡，因此，在白领阶层中，缺乏维生素 B 族是很普遍的现象。而全谷类、肝脏、酵母、豆类、牛肉、瘦肉、绿叶蔬菜等都是含有丰富维生素 B 族的很好食物。抗氧化营养素如胡萝卜素、维生素 C、维生素 E，有利于提高工作效率。

**注意饮水**

白领一族在工作中，由于工作时精神高度集中，很容易忘记喝水，造成体内水分的补给不足。体内水分减少，血液浓缩及黏稠增大，容易导致血栓形成，诱发脑血管及心血管疾病，还会影响肾脏代谢的功能。但不要过多喝浓咖啡，咖啡中含有高浓度的咖啡因，可使心脏功能发生改变，并可使血管中的胆固醇增高，容易罹患心脏病。

**要细嚼慢咽**

进食的速度不要太快。很多白领人士，都是在非常匆忙的状态下进餐的。进食速度过快，食物未得到充分咀嚼，不利于口中食物和唾液淀粉酶的初步消化，会加重肠胃负担；咀嚼时间过短，迷走神经仍在过度兴奋之中，长此以往，容易因食欲亢进而肥胖。

白领者也常常要用电脑，因此也要和 IT 工作者一样，要多吃一些能保护眼睛和防止辐射的食物。

## 4. 肥胖者的饮食：低热套餐助瘦身

肥胖不仅影响身材的健美，更严重的是会诱发高血脂、高血压等各种

疾病，是健康的一大隐患。饮食是肥胖者首先要注意的事情。

人身体脂肪的堆积，最终的原因不过是人体热量的摄入大于人体热量的消耗，就会造成超重或肥胖。所以，肥胖者要在满足蛋白质、维生素、矿物质、膳食纤维和水分这五大营养素的基础上，适量减少脂肪和糖类的摄取，使人体摄入的能量少于人体消耗的能量，造成人体能量的负平衡，人自然就会瘦下来。

要想减肥成功，其关键还在于坚持。合理的饮食只有坚持 1 个月才能显效，只有坚持半年以上才能维持疗效。只有坚持一年以上，方能形成习惯，受益终生。如果一个肥胖者每天能达到能量负平衡在 200kcal 以上，在经过 1 个月以后体重便可以减去 1kg。

减肥说起来容易，但做起来难，很多的人在坚持了两三周后便放弃了。其中的原因很多，部分是因为自身的毅力不强，部分是因为减肥计划不合理。

营养学家经过研究发现，对于很多肥胖者而言，每日摄取的热量不能低于 1200kcal，因为这是满足一个成人一天正常代谢的最低热量。这也是减肥食物中最常见的标准。如果每天摄入这一热量或不会超出太多，就可能达到饮食减肥的目的。那么，1200kcal 能量可以由多少的食物来提供呢？就是 150g 主食＋100g 肉＋1 个鸡蛋＋1 杯奶＋ 500g 蔬菜＋少量油。

那么，人们就可以以此为依据，来制定适合自己的食谱。

减肥路上有两只“拦路虎”，其一就是饥饿感。有不少的减肥者就是因为忍耐不住饥饿而半途而废。对付这种情况的关键在于选择既能饱腹又能不增加热量的食物进食，尽量吃少量含有矿物质、蛋白质的低热量食物。能否克服饥饿感，在很大程度上决定着减肥的成败。

以下为减肥人士支上几招：

多食用绿叶蔬菜，必要时可加大摄入量；

用不含热量的植物纤维制品魔芋作为主菜，或用魔芋粉冲服；

用等热量的粗粮替代主食，如一个 200g 的玉米棒子代替 25g 米饭；

坚持“少量多餐”原则，将食物“打散”；

大量饮水，喝水后就容易产生饱腹感觉，有助于缓解饥饿感。

第二只“拦路虎”就是反复，减肥者容易陷入“肥—瘦—肥”的怪圈。在不知不觉中陷入这个怪圈的人，就是因为一味追求“短平快”的短期效果，而忽视了长远效果。

减肥除了饮食为主导外，还需要建立良好的饮食习惯和运动习惯，说到底是一个改变自身生活方式的过程。只有综合减肥，才能够收到良好的效果。

## 5. 瘦人的饮食：增肥有方

肥胖令人烦恼，瘦弱同样令人不安。拥有胖瘦得当、体态优美的身材是人人向往和追求的目标。只要学会调理好自己的饮食，坚持体育锻炼，经常做健美增胖的体操，保持良好的心态，才能够身体健康。要想增肥有方，食物应以易消化、高蛋白、高热量为原则，用循序渐进的方式逐步提高各种营养物质的摄入，如鸡肉、鱼片、绿色蔬菜、海参、黄油、奶油等。其饮食调理如下：

**均衡的饮食**

平衡营养，增加营养。做到主副搭配、荤素搭配，鱼肉蛋奶都要有所摄入，保证营养全面。要增加体重，就必须向机体提供合成组织所需要的各种营养素，膳食内容应丰富多样，不挑食，不偏食，饭菜要尽量做到美味可口。在摄入足够蛋白质的情况下，宜多进食一些含脂肪、碳水化合物（即淀粉、糖类等）较丰富的食物。这样，多余的能量就可以转化为脂肪储存于皮下，使瘦弱者逐渐胖起来。

**要保证每天的热量供应**

每天摄入的食物要含有足够的热量，以供身体所需。一个从事轻体力劳动的年轻人，每天需要有热量约 2200kcal，这相当于大米 250g、瘦肉 200g、鸡蛋 2 个（80g）、菜花 200g、豆腐 100g、菠菜 100g、白糖 10g、烹调油 100ml 所能提供的热量，而且这套食谱里所含蛋白质、脂肪及糖类的比例适当。因此，每天摄入食物的热量最好要超过这一数字，才有可能增胖。尤其要增加富含蛋白质的食物，如肉类、蛋类、鱼、豆制品等的摄入，因为蛋白质是构成肌肉组织的主要成分，要想使肌肉发育良好，这是不可缺少的。

**少吃多餐**

少食多餐，但不要增加每餐的饭量。因为身材消瘦的人大多肠胃功能较弱，往往食量较小或不思饮食，一餐吃得太多往往不能有效吸收，反而会增加肠胃负担，引起消化不良，引发肠胃疾病。可以把每天的进餐次数改为 4～5 餐，通过多餐的方法来增加营养的摄入。也可以在两次正餐之间增加 1 杯牛奶或 1 个鸡蛋，或一些点心。但要注意增食要定时，否则会适得其反。有的人为了增胖，一有时间就吃糖果、点心等零食，而一旦坐到餐桌上，看着满桌丰盛的饭菜却毫无食欲，这就是因为吃饭没有定时定量造成的。另外，平时可增加一些开胃、刺激食欲的食品，如茶、水果、果脯等。

同时，还要注意以下的几点：

避免吃刺激性强、易产气、粗纤维太多的食物，因为这类食物易令人产生饱腹感而减少食物的摄入量。

必要时可补充适量的维生素和微量元素；或吃一些调节脾胃的中成药，如山楂丸、朱砂养胃丸等。

夜间进食不宜过多，否则会增加肠胃负担，不利于健康和睡眠，对于健美身体也无益处。

要注意控制脂肪的摄取，不要为了短时期的增肥效果而过多地食用油脂类食品，这样不会增重反而会造成冠心病等疾病。

保健品市场中的一些增肥类产品一般效果多不肯定，故应慎重选择。

# 特定人群的特别饮食

## 1. 婴儿：保证孩子的营养需求

婴儿是人一生中生长发育最快的时期，一年内体重的增加为出生时的两倍。食物营养是生命的重要物质基础，身体健康的重要保证。因此，科学合理的营养与平衡膳食，在婴幼儿期就显得特别重要，一定要在营养上保证孩子的需求。

保证孩子营养需求最可靠的方法就是母乳喂养。母乳是婴儿唯一理想的均衡食物，而且独具免疫物质，有利于婴儿的正常生长发育。母乳喂养也有利于母子双方的亲近和身心健康。母乳喂养至少在4个月以上，最好维持一年。

新生儿一出生就需要合理的喂养，而母乳是最能满足婴儿生长发育所需要的天然营养品。任何一位学识渊博的营养学家，都不可能创造出比母乳更适合于新生儿需要的代乳品。

那么，母乳喂养与其他喂养方式相比具有哪些独特的优点呢？

（1）营养全面，温度适宜，最适合婴儿的消化能力；

（2）蛋白质、脂肪、糖三者的比例（1∶3∶6）很适宜；

（3）母乳中还含有免疫物质，可以增强婴儿的体质；

（4）母乳既经济又方便，无需专门消毒；

（5）母乳在婴儿肠道内产生促进双歧乳酸杆菌生长因子，有利于杀灭肠道致病菌。

（6）母乳的乳糖含量高，有益于大脑发育，有利于肠道矿物质吸收。

(7) 婴儿吸吮乳头，还可以促进产妇体内激素分泌，加速子宫收缩，使子宫早日恢复原状，使产妇身体更加健美。

(8) 母乳喂养可以增加婴儿的安全感。当婴儿在同母亲温暖的皮肤接触时，表现得十分安宁，很少出现哭闹不止的情况。

(9) 母乳喂养还可以增进母子之间的情感交流。当婴儿用小手抚摸母亲的乳房或用没长牙的小嘴无意识地碰撞时，母亲的全身就会感到一种快感，一种心灵上的满足，对孩子慈爱的感情便会油然而生，这是母子之间的情感交往过程。

由此可见，年轻的妈妈们，如果没有什么特殊原因，最好不要放弃母乳喂养的方式。因为母乳不仅是最富营养的婴儿食品，也是孩子成长的精神食粮。它对婴儿心理的作用是其他喂养方式所无法代替的。

一个称职的母亲早在孕期就应做好哺乳的准备，做好乳房的保健，注意营养，保证乳房的正常发育。产后应尽早开奶，母婴同室，坚持喂哺。母乳一般可满足婴儿出生后4～6个月的营养需求，但为确保婴儿发育的需要与预防佝偻病的发生，应在出生一个月后，在哺乳的同时，补充安全量的维生素A及维生素D（或鱼肝油），但应避免过多。

如果一直喂养母乳，不添加辅食，就会导致婴幼儿食欲下降或食欲异常，体重减轻，发生各种营养缺乏症，这些都会影响婴幼儿智力的发育，故必需适时断乳。在母乳喂哺4～6个月至1岁断奶之间，是一个长达6～8个月的断奶过渡期。此时应在坚持母乳喂哺的条件下，有步骤地补充为婴儿所接受的辅助食品，以满足其发育需求，保证婴儿的营养，顺利地进入幼儿阶段。过早或过迟补充辅助食品都会影响婴儿发育，但任何辅助食品均应在优先充分喂哺母乳的前提下供给。

补充断奶过渡食物，应该由少量开始到适量，还应该由一种到多种试用，并密切注意婴儿食后的反应。同时，还要注意食物与食具的清洁卫生。为了避免婴儿对于某种食品出现过敏反应，每次开始供给孩子一种食物，都应从很少量开始，至少观察3天以上，然后才增加分量，或试用另一种食物。婴幼儿的辅助食物往往从谷类，特别是以大米、面粉的稀糊或汤开始，以后逐步添加菜泥、果泥、奶及奶制品、蛋黄及极碎的肉泥等，这些食物应该加入适量的食用油，但不必加入食盐。

## 2. 幼儿：每日饮奶，不挑食、不偏食

幼儿时期的孩子们体格发育速度放慢，但脑的发育加快。因此，饮食中应注意优质蛋白质的供给。此时孩子的乳牙已逐渐出齐，但咀嚼功能仍差，不能与成人同进食物，所以应增加餐次，供给富有营养的食物，食物宜细、软、烂、碎。

这个时期总的饮食原则是，应做到荤素平衡，干稀交替，米面和粗粮搭配。一般情况下，每日进主餐3次，主餐间宜进点心2次，晚餐后除水果外不再进食，睡前尤忌甜食，以保证最佳睡眠状态，并可预防龋齿的发生。

幼儿的主食应常用米粥、麦糊、软饭、挂面、面包、馒头、包子、水饺、馄饨以及牛奶、豆浆等，所用原料如大米、小米、玉米粉、麦片、面粉、薯类等轮流交替为宜。副食应以菜、肉搭配为佳，所用原料如豆制品、鸡鸭血、蛋类、畜禽、鱼肉和虾皮、紫菜、海带等海产品，亦进行轮流搭配使用。点心则以藕粉、枣泥、赤豆粥、蛋糕、饼干、绿豆汤或牛奶、豆浆为首选食品。饭后30分钟左右可进食新鲜水果。

幼儿的生理特点之一是容易口渴，因而应多补充水分。幼儿的最佳饮料是温开水，清凉饮料、冰淇淋、可口可乐、咖啡、茶水、果奶或酸牛奶以少饮或不饮为宜，糖果和甜食以餐前少吃为佳，以免影响食欲和正常进餐。此外，还应重视饮食卫生。幼儿应少吃生冷食物，不吃隔夜饭菜和不洁食物，半成品和熟食应在取食前充分蒸透烧熟。同时，应格外强调幼儿及其抚养者在饭前便后洗手，将幼儿所用餐具定期清洗消毒。只有重视了饮食卫生，才能较好地预防或减少幼儿疾病的发生，保证幼儿的健康成长。

在保证食物新鲜、色香味形以促进食欲的同时，幼儿食物应切碎、煮烂，以利于幼儿咀嚼、吞咽、消化。应去除烹调原料中的刺、骨、核等，如系硬果类食物，应先研碎后调糊取食，只有这样，才能使幼儿免遭梗塞、刺和呛咳的伤害。烹调手段应以蒸、煮、炖、煨、炒为主，口味宜清淡。

还要注意的是，此时孩子户外应增加活动，见识渐广，喜欢吃各种饮料、小食品，但小食品吃多了会导致孩子厌食，所以，应控制孩子吃零食。

### 3. 学龄儿童：保证早餐，少吃零食

学龄儿童的独立活动的能力逐步加强，活动量增大，对于营养的需求也相应地增大。同时，学龄儿童身体还是生长发育的时候，不过已经能够适应大部分的食品。所以，这个时期的孩子饮食上应该注意以下的原则：

1. **膳食要均衡，食物要新鲜、品种多样化**

通过均衡的膳食，即粗细、荤素搭配，可以满足儿童的营养需要，而不必另外买营养品、滋补品之类的食物。

2. **注意摄入蛋白质的质量**

儿童在生长发育期需大量的蛋白质，而且蛋白质的质量要优良，即应尽量摄入肉、禽、蛋、豆 类的蛋白质，但不宜多吃高脂肪食物。

3. **早餐不宜马虎**

调查表明，从早餐中获得足够热能和蛋白质的学生，其体形和机能发育较好，学习效率也高。早餐不但要吃，而且要吃得好，可选择鸡蛋、牛奶、米饭、面包、小菜、馒头、果酱 、芝麻酱等搭配吃。

4. **补足水分**

学龄儿童活动量大，新陈代谢旺盛，对水的需要量也大，应注意补足水分。如学校不能提供安全卫生的饮水，可让学生自带凉开水。值得注意的是，人工配制的各种果味料、碳酸型饮料不宜作为儿童补水之用。

5. **补充矿物质、微量元素**

处在生长发育的儿童对矿物质、微量元素的需求量大，调查表明，他们是极易缺乏钙、铁、锌、碘及维生素 A 等营养物质的人群，应注意从食物中摄入补充。可增加乳制品、豆制品、海产品及肉类、动物肝脏及新鲜蔬菜的摄入。

**6. 适当吃些零食**

可在午后三四点钟时吃一些零食，以缓解饥饿，提高学习效率。现提倡吃些硬果类零食，因为它们营养丰富，而且通过咀嚼有利于咀嚼肌发育，有益于视力。但应控制食量，而且不在饭前吃。

**7. 注意食物的色香味，进食环境整洁优美**

良好的进食环境是合理营养的基本条件，儿童进餐的环境应整洁、卫生，不在吃饭时训斥、指责他们，让他们保持轻松愉快的心情专心进食，以利于食物的消化吸收。

## 4. 青少年：多吃谷类，摄入全面的营养

青少年时期，是一生中长身体、长知识的黄金时期。这时期全身各部位、各器官逐渐发育成熟。而生长速度、性成熟程度、学习能力、劳动效率都与营养状况有极为密切的关系。所以对于营养的需求最为旺盛，膳食中某些营养素，如蛋白质、铁、钙、锌、碘摄入不足的现象在某些地区时有发生，其他营养素的不足也会在特定条件下发生。因此，青少年日常饮食应多样化，以提供充足、全面、均衡的营养，保证身体发育所需。青春期饮食应注意：

**1. 多吃谷类、供给充足的能量**

青少年对能量的需要高于成人且男性高于女性，每日约需 2400～2800kcal。

**2. 保证鱼、肉、蛋、奶、豆类和蔬菜、水果的摄入**

青春发育期对蛋白质需要的增加尤为突出，每日达 80～90g，其中优质蛋白质应占 40％～50％。所以膳食中应有足够的动物性食物和大豆类食物，维生素 A、维生素 D、维生素 C、维生素 B 族及钙、磷、锌、铁等矿物质对青少年的体力及脑力发育具有重要的作用。尤其钙的摄入，据全国营养调查资料表明，平均每人每日为 341～374mg，仅为供给量标准的 38.9％～ 52.5％，所以，膳食中不可缺少奶及奶类食品。

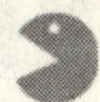

3. **避免暴饮暴食、偏食挑食及盲目节食，少吃零食，养成良好的饮食卫生习惯**

对于女孩来说，由于社会风气和习俗的影响，过多注重自己的体型，盲目减肥甚至节食，可能会严重影响孩子的摄食行为，而女孩的生理发育特点又要求摄入脂肪不能过少；女孩每天能量供给的 25%～30%应该来自于脂肪，其中动物性脂肪和植物性脂肪的比例为 1∶2 最好；有益健康的零食有牛奶、酸奶等奶制品，各种新鲜蔬菜和水果及花生、核桃等坚果类食品。此外，吃零食的量不要过多，不要影响正餐。

4. **养成吃早餐的良好习惯**

必要时课间加一杯牛奶或豆浆；营养充足的早餐不仅能保证青少年身体的正常发育，对其学习效率的提高也起着不容忽视的作用。

5. **参加体力活动，加强体育锻炼**

适量运动和合理营养结合可促进青少年生长发育、改善心肺功能、提高人的耐久力、减少身体脂肪和改进心理状态等。这种经济、实用、有效、非药物又无副作用的措施，对于提高我国人民生活质量和健康水平起着重要的作用。

6. **青春期学业繁重，应注意学习紧张期间，如考试时的营养和饮食安排**

人体处于紧张状态下，一些营养素如蛋白质、维生素 A 和维生素 C 的消耗会增加。要注意这些营养素的补充，像鱼、瘦肉、肝、牛奶、豆制品等食物中就含有丰富的蛋白质和维生素，新鲜的蔬菜和水果中含有丰富的维生素 C 和矿物质。

## 5. 中老年人：粗细搭配，能量平衡

人到中年，身体的各种器官功能都会有不同程度的减退，尤其是消化和代谢功能的衰退，如牙齿脱落、消化液分泌减少、胃肠道蠕动缓慢，直接影响人体的营养状况，使机体对营养成分吸收利用下降。

所以，中老年人应该选择易消化的食物，以利于吸收利用。但是易消化并不是说要过精，中老年人的饮食应该粗细搭配。一方面，主食中

应有粗粮细粮搭配，粗粮如燕麦、玉米所含膳食纤维较大米、小麦为多；另一方面，食物加工不宜过精，谷类加工过精会使大量膳食纤维丢失，并将谷粒胚乳中含有的维生素和矿物质丢失。

到了中老年，由于消化器官功能衰退，很多老年人都会便秘，给老年人增加了很多痛苦。这时候，就要多食用一些含膳食纤维多的食物。膳食纤维能增加肠蠕动，起到预防老年性便秘的作用。膳食纤维还能改善肠道菌群，使食物容易被消化吸收。近年的科学研究还表明，膳食纤维尤其是可溶性纤维对血糖、血脂代谢都起着改善作用，这些功能对老年人特别有益。膳食纤维还有利于心脑血管疾病、糖尿病、癌症等的预防。

老年人基础代谢下降，从老年前期开始就容易发生超重或肥胖。肥胖将会增加非传染性慢性病的危险，所以老年人要积极参加适宜的体力活动或运动，如散步、太极拳等，以改善其各种生理功能。但因老年人血管弹性减低，血流阻力增加，心脑血管功能减退，故活动不宜过量，否则超过心脑血管承受能力，反使功能受损，增加该类疾病的危险。因此，老年人应特别重视合理调整进食量和体力活动的平衡关系，把体重维持在适宜的范围内。

## 6. 中老年人宜多吃的食物

中老年人的消化器官比起年轻的时候有所衰退，所以在饮食上就要“有所吃有所不吃”。对于中老年人健康有益的，宜适当多吃。在饮食中就应该多吃这样的食物。

**1. 适当多吃粗粮、杂粮**

粗粮与细粮相比，不仅营养素含量多，膳食纤维也多，有利于大便畅通；杂粮中玉米、莜麦（燕麦）面含矿物质高于富强面。由此可见，中、老年人应常吃大米、小麦、玉米、小米、高粱、荞麦等粗粮、杂粮为好。

**2. 常吃杂豆**

杂豆对于健康有着不可忽视的作用。在煮粥时放入杂豆类如红小豆、

绿豆等，不仅改善味道，也能增加蛋白质、矿物质的含量。豆类又可做成豆馅、豆沙包等美味食品。尤其是绿豆，中医学认为绿豆能清热解毒、消暑止渴、生津液、厚肠胃，还含有不少蛋白质、胡萝卜素、维生素E、钙、铁、锌等，夏天煮一锅绿豆汤，等凉后作为饮料，既消暑解渴又富有营养，胜于饮料。

3. **经常食用大豆与豆制品**

大豆营养丰富，含有皂苷，可抑制体内脂质过氧化，有延缓衰老的作用，豆中的大豆苷和大豆素可明显地增加冠状动脉和脑的血流量，降低心肌耗氧量和冠状动脉血管阻力，可改善心肌营养，大豆中黄酮类物质有很好的保健功能。豆制品如薰豆干、豆腐丝、腐竹、素鸡等都是含高蛋白质的食物，而且是优质蛋白质，并含钙也较多，豆腐的蛋白质易于消化吸收，适合于老年人食用。但整颗豆粒煮熟亦不易咀嚼消化，必须煮烂。

4. **尽量养成饮用牛奶的习惯**

缺钙与发生骨质疏松症有一定关系，牛奶是钙良好的食物来源，因此，应大力提倡饮用牛奶。每日喝250g牛奶可摄入钙260mg。有些老年人因体内缺少乳糖酶，喝牛奶后乳糖不能被分解而出现腹胀甚至腹泻，应采用少量多次或在饭后用奶等办法，或试用酸奶也可以减少其不良反应。

5. **适当食用畜、禽、鱼、虾**

禽肉多半含蛋白质较多而脂肪较少，比畜肉更适合老年人食用。禽肝含铁多于畜肝，鸡肝中维生素A比猪肝中的含量高2倍有余，且禽肉细嫩易消化。而鱼、虾肉也较畜肉更易于消化，蛋白质含量多，海鱼中有二十碳五烯酸（简称EPA）和二十二碳六烯酸（简称DHA），对防治高脂血症和动脉粥样硬化有一定作用。此外，海鱼中含碘多，牡蛎、鲜贝、干贝含锌多，虾皮含钙多，均宜于多食用。

6. **蔬菜必须要吃够**

蔬菜是几种维生素的重要来源，如胡萝卜素在绿叶菜及红、黄色菜内含量多，可以保证人体正常功能。蔬菜中又有大量膳食纤维可以刺激肠蠕动，预防老年人便秘。有些野菜如苜蓿、马齿苋所含维生素更多，而且矿物质含量也高，如钙、铁、维生素 $B_2$ 都多。老年人尤其是妇女贫血发病率高，木耳、口蘑、紫菜含铁高，宜多食用。蔬菜中还含有维生素 P，与维生素 C 类似，有抗氧化作用，能保护维生素 A、维生素 C、维生素 E 和硒不被氧化破坏，在大蒜、洋葱、西红柿等菜中含维生素 P 较多。大蒜、香菇、紫菜还有降低血胆固醇的作用。此外，大蒜还有防止发生胃肠癌的作用，因此应多食。生吃黄瓜、西红柿，可以减少营养素在烹调中的损失。

7. 坚果与鲜果

酸性水果中维生素 C 多。水果中的苹果酸、柠檬酸等有机酸，可以促进消化液分泌。野果猕猴桃含维生素 C 量大，也有预防胃癌的作用。硬壳的坚果中蛋白质、脂肪含量都高，有的坚果如炒黑瓜子中钙、铁、锌的含量也较高。

总之，中、老年人的膳食，应按一定比例进食各类食品，谷类粮食中多用小米、燕麦等粗粮、杂粮，少吃加工过精的米、面。应选配一些杂豆熬粥、煮豆汤。多采用豆腐、香干等豆制品。为了多摄入钙，要尽量喝牛奶、酸奶，并多食海鱼、牡蛎。蔬菜中多用柿子椒、油菜、小白菜、韭菜、蒜苗、茴香、香椿及胡萝卜等。芝麻酱、虾皮含钙多，各种蘑菇含维生素 $B_2$ 多，宜于多食用，尽量多吃大蒜，好处多多。

## 7. 合理饮食，做个健康孕妇

从小小的受精卵到分娩时重达 3000g 的成熟儿，胎儿成长所需的所有营养都要由妈妈供给。孕妇一个人承担着两个人的营养供给，还要为日后分娩和哺乳进行营养储备。所以，孕妇比常人需要更多的营养。孕妇的营养直接关系着孩子的健康发育。

营养不良有可能使胎儿在子宫内生长发育迟缓，主要表现在脑、骨骼等器官的发育上。

除了遗传因素外，营养是大脑发育生长的重要物质基础。大脑神经细胞的 60％由脂质构成，如果营养不良，特别是脂质供应不足，将会影响胎儿脑细胞的生长发育。

由于怀孕早期是脑细胞生长发育的第一个关键时期，如果孕妇营养失调，那么给胎儿大脑发育带来的不良影响以后将也无法弥补，大脑细胞数量将会减少17%；若是在断奶后营养不良，大脑细胞数量将会减少18%；如果两者都不良，大脑细胞数量将会减少40%。如果营养不良持续下去，不仅大脑细胞数量减少，而且细胞的体积也会减少，细胞内的脂类也会减少，将会使胎儿智力低下。如果怀孕初期至婴儿出生后两岁这段时间内状况正常，只是此后营养不良，则DNA和脑数目都正常，仅仅表现为脑细胞的形状较小，只要营养状况改善，智力就能很快恢复正常。

胚胎在生长发育过程中，如果在器官分化形成的初期营养不良，就会影响胎儿的发育，严重者就会导致该器官、组织或身体某个部位发育不全或不发育，使胎儿出现了畸形。营养因素对胚胎生长发育的影响，主要体现在干扰胚胎生物合成代谢上。例如，核黄素、维生素A、维生素E、叶酸、泛酸、锌、镁、锰、铜以及蛋白质、热能等的缺乏，首先会造成胚胎生物合成所必需的基础的缺乏，延缓和干扰生物合成。其次，核黄素等维生素的缺乏，会干扰体内的新陈代谢，使胚胎发育的能量不足，造成细胞的迁移受阻。

值得注意的是，营养不良不但能暂时阻碍组织的生长发育，而且也可能影响胎儿以后的组织结构和功能。尽管器官或组织的外形正常，但细胞数和大小、组织的化学反应都有改变，如骨骼早期的钙化程度将与以后发生骨质疏松症有关。

同时，妈妈还要为胎儿出生后的成长储备必要的营养素，如钙、铁等；还要供给胎儿的附属物（胎盘、胎膜、脐带、羊水等）不断成长所需的养料。

随着胎儿的成长，子宫也逐渐增大，临产时子宫的重量有怀孕前子宫重量的25倍之多；同时，为了将来哺乳的需要，乳腺也迅速发育，这些都需要充足的营养。

分娩时和分娩后的需要：孕妇需要充分的营养储备，养精蓄锐以保证分娩时体力充沛，产后迅速恢复，能有充足的乳汁哺育宝宝，能够承受育儿的繁重劳动。

因此，每一位希望自己的孩子聪明的母亲，都应特别注意孕期的营养补充，以满足胎儿生长发育的需求和母体自身器官发育的需要。从怀孕时起，特别是在孕早期（致畸敏感期），一定要高度重视营养问题。

# 第 8 章　饮食是最好的医生

# 高血脂症的饮食治疗

## 1. 改善饮食结构

目前，高血脂症的患者极为普遍，它包括高胆固醇血症、高甘油三酯血症及复合性高脂血症，这都是导致动脉粥样硬化和冠心病的主要因素。它对肾脏、末梢循环、胰脏、瘙痒症、免疫系统、血液系统疾病也会产生不容忽视的影响。

高血脂症与一些不良生活方式和饮食习惯有关系，在很大程度上来说，吃得好了，运动少了，血脂就高了。因此，合理的饮食与生活方式对预防高血脂有着重要的意义。

饮食治疗是高脂血症治疗的基础，高血脂病人应该注意以下几个方面。

1. **饮食营养要平衡**

高血脂者的饮食要以清淡为主。食物应多样化，除米面杂粮均衡食用外，平时多吃绿叶蔬菜、瓜果，少吃动物脂肪类食物；食物要以清淡为主，晚餐宜少，少吃甜食和油炸食品。

2. **脂肪摄入要减少**

减少脂肪的摄入量是控制热量的基础。要减少动物性脂肪如猪油、肥猪肉、黄油、肥羊、肥牛、肥鸭、肥鹅等。这类食物饱和脂肪酸过多，脂肪容易沉积在血管壁上，增加血液的黏稠度，饱和脂肪酸能够促进胆固醇吸收和肝脏胆固醇的合成，使血清胆固醇水平升高。如饱和脂肪酸长期摄入过多，可使甘油三酯升高，并有加速血液凝固作用，促进血栓形成。

多吃海鱼，可以保护心血管系统，降低血脂。烹调时，应采用植物油，如豆油、玉米油、葵花籽油、茶油、芝麻油等，每日烹调油10～15ml。

3. **胆固醇摄入要限制**

胆固醇是人体必不可少的物质，但如果摄入过多就会适得其反，引起高血脂。所以，膳食中的胆固醇每日不超过300mg，忌食含胆固醇高的食物，如动物内脏、蛋黄、鱼子、鱿鱼等食物。植物固醇存在于稻谷、小麦、玉米、菜籽等植物中，植物固醇在植物油中呈现游离状态，确有降低胆固醇作用，而大豆中豆固醇有明显降血脂的作用。提倡多吃豆制品。

4. **蛋白质供给要充足**

高血脂者蛋白质的摄入量基本和正常人一样，每1000g体重要摄入1.2g，不要过多。蛋白质的来源非常重要，主要来自于牛奶、鸡蛋、瘦肉类、禽类、鱼虾类及大豆、豆制品等食品。但植物蛋白质的摄入量要在50%以上。

5. **糖类进食要适当**

糖类可转变为甘油三酯，对于高血脂有害无益。所以，对于糖类要适当减少，每餐应以七八分饱为宜。应多吃粗粮，如小米、燕麦、豆类等食品，这些食品中纤维素含量高，具有降血脂的作用。

6. **多吃富含维生素、无机盐和纤维素的食物**

鲜果蔬菜中含有大量能够防止血小板凝血、降血脂、溶血栓的维生素C，能够降低甘油三酯，促进胆固醇的排泄。要多食用能够降脂的食物，如酸牛奶、大蒜、绿茶、山楂、绿豆、洋葱、香菇、蘑菇、平菇、金针菇、木耳、银耳、猴头等。近年来，科学家发现菇类中含有丰富的“香菇素”，血液中的胆固醇不但没有升高，反而略有下降，并且不影响对脂肪的消化。山楂、花生、淡菜、萝卜、玉米、海带、豆腐、牛奶、黄豆等食物均有降低血脂的作用。

7. **咖啡因能够增加体内的胆固醇**

要尽量少喝咖啡、茶，并禁服含有咖啡因的药物。

8. **要避免饮酒**

酒能够抑制脂蛋白酶，可促进内源性胆固醇和甘油三酯的合成，导致血脂升高。

9. **食物的烹调方式也很重要**

要采用蒸、煮、炖、氽、熬的烹调方法，坚持少盐饮食，每日食盐6g以下。在烹调动物性食品中，绝对避免油炸。较适宜的方法是蒸和烤，这样才能使食物中的油脂滴出。

10. **进餐要定时定量**

可以少量多餐。要多饮水，稀释血液。

高血脂症患者，一方面要控制饮食，减轻体重；一方面要进行慢跑等适度运动。双管齐下，就能够使血脂降下来，达到一个健康的水平。

**真诚小提示**

几种具有降血脂作用的食物。

玉米：含有丰富的钙、镁、硒等物质以及卵磷脂、亚油酸、维生素E，它们均有降低血清胆固醇的作用。

燕麦：含有极丰富的亚油酸，占全部不饱和脂肪酸的35%～52%；维生素E含量也很丰富，而且燕麦中含有皂甙素，它们均有降低血浆胆固醇浓度的作用。

牛奶：含有羟基、甲基戊二酸，能抑制人体内胆固醇合成酶的活性，从而抑制胆固醇的合成，降低血中胆固醇的含量。此外，牛奶中含有较多的钙，也可降低人体对胆固醇的吸收。

洋葱：其降血脂效能与其所含的烯丙基二硫化物及少量硫氨基酸有关。这些物质属于配糖体，除能降血脂外，还可预防动脉粥样硬化，对动脉血管有保护作用。还含前列腺素A，有舒张血管、降低血压的功能。

大蒜：大蒜的降脂效能与大蒜内所含物质——蒜素有关。大蒜的这一有效成分有抗菌、抗肿瘤特性，能预防动脉粥样硬化、降低血糖和血脂等。

杏仁：杏仁不含胆固醇，仅含7%的饱和脂肪酸。高血脂病人每天吃30g杏仁，可替代含高饱和脂肪酸的食品。

菊花：有降低血脂功效和较平稳的降血压作用。老年人在绿茶中掺杂一点菊花，对心血管有很好的保健作用。

大豆：含有丰富的不饱和脂肪酸、维生素 E 和磷脂。高胆固醇患者每天食用大豆蛋白质 60～100g，约有 90％的人会痊愈或好转。

## 2. 要坚持低脂的饮食原则

高血脂患者要坚持低脂肪、低热量的饮食原则。每日的膳食中脂肪的总量不超过 50g（包括普通食物中所有的脂肪），每日烹调用的植物油不要超过 15～20g。

这是因为，血脂中的主要成分为胆固醇和甘油三酯等，其中甘油三酯占脂肪总量的 95％。胆固醇仅存在于动物性食品中，如蛋黄、动物的脑、肝脏、肉类的脂肪层中、鱼子以及奶油、黄油制品。甘油三酯在动物、植物食品中都有，可分为饱和、不饱和两种，后者又可以分为单不饱和和多不饱和脂肪酸，其中饱和脂肪酸容易导致血脂升高并引起心脏病，不饱和脂肪酸则对心血管有一定的保护作用。动物性肉类、全脂奶制品、动物性油脂中含饱和脂肪酸较高，花生油、菜籽油、硬果类食物等则含较多的不饱和脂肪酸。因此，高血脂患者要坚持低脂肪、低热量的饮食原则，有利于防治高血脂。

在动物性食物的结构中，增加含脂肪酸较低而蛋白质较高的动物性食物，如鱼、禽、瘦肉等，减去陆生动物脂肪，最终使动物性蛋白质的摄入量占每日蛋白质总量摄入量的 20％，每日总脂肪供热量不超过总热量的 30％。

食用油保持以植物油（豆油、菜子油、花生油、麻油等）为主，每人每日用量以 25～30g 为宜。植物油虽然含不饱和脂肪酸较多，但仍是油脂，含热量极高，也不能随意多用，尤其对于形体肥胖者，更应慎重。

膳食成分中应减少饱和脂肪酸，增加不饱和脂肪酸（如以人造奶油代替黄油，以脱脂奶代替全脂奶），使饱和脂肪酸供热量不超过总热量的 10％，单不饱和脂肪酸占总热量 7％～10％。如果“坏”胆固醇增加，一旦高血压、糖尿病、吸烟等因素使内皮有漏洞，它们就会钻到动脉的内皮下面，形成动脉粥样硬化斑块。血液里的“坏”胆固醇越多，聚集在动脉壁里的就越多，血管里聚集的斑块就会不断地长大，使动脉逐渐狭窄甚至阻塞，影响血液和氧的输送，就会引起心绞痛、心肌缺血、脑梗死、脑软化等疾病。因此，每天膳食中胆固醇的含量不宜超过300mg。

### 3. 适量饮茶降血脂

我国古代文献中有茶可“解油腻”、“去人脂”的记载。最新的科学研究也印证了这一观点。适量饮淡茶，有利于高血脂患者的保健。茶叶中含有的儿茶酸有增强血管柔韧性、弹性和渗透性的作用，可预防血管硬化。茶叶中的茶碱和咖啡碱能兴奋神经，促进血液循环，减轻疲劳和具有利尿作用。适量饮茶，能消除油腻饮食而达到减肥的目的。但过多喝浓茶，会刺激心脏，使心跳加快，对身体有害。

所以说，适当饮用保健茶是行之有效的预防方法。中医饮食疗法中常用的保健茶有以下几种：

山楂银菊茶：山楂、银花、菊花各10g。将山楂拍碎，三味共煎水代茶饮，具有化淤消脂、清凉降压的功效。

荷叶减肥茶：洗净鲜荷叶5 g，山楂5g，生薏仁3 g，沸水冲泡，具有化食导滞、降脂减肥等功效。

罗布麻减肥茶：罗布麻叶10g，山楂片10g，开水沏饮，具有养心安神、平肝消淤、化食导滞等功效。

荷花茶：荷叶10g，绿茶10g。用沸水冲泡，随泡随饮，能清热、凉血、健脾利水。

消脂减肥茶：绿茶6g，大黄2g。用沸水冲泡，随泡随饮，能清热、泻火、通便、消积、去脂。

降脂茶：荷叶10g，山楂15g，五味子5g，冰糖适量（肥胖病人可不放糖），一起放入保温杯中。沸水冲泡约15分钟即可饮用。

# 让高血糖不再“高”

## 1. 合理饮食，稳定血糖

合理饮食是糖尿病的最好疗法，这种观点得到了医学界和患者的普遍认可。

糖尿病是一种常见的代谢内分泌疾病，是一种慢性、全身性、代谢性疾病，是由于人体内胰岛素绝对或相对缺乏所致，以高血糖为主要特征，是一种终生性疾病。

糖尿病发生后，引起糖、蛋白质、脂肪、水和电解质等一系列代谢紊乱。其特征为高血糖、糖尿、葡萄糖耐量减低及胰岛素释放异常。糖被大量地从尿中排出，并出现多饮、多食、多尿、烦渴、善饥、消瘦、疲乏无力等症状，久病者常伴发心血管、肾、眼及神经等等组织或器官的慢性并发症，病变，严重时，可引起尿毒症、高渗昏迷、乳酸性酸中毒、脑中风或心肌梗死而危及生命，且常容易并发化脓性感染、尿路感染、皮肤与外阴瘙痒、肺结核等严重威胁身体健康的疾病。

糖尿病患者由于胰岛功能减退，胰岛素分泌绝对或相对不足，胰岛素不能在饮食后随血糖升高而增加，不能起到有效的降血糖作用，于是血糖就超过了正常范围。此时，若再像正常人那样饮食，不进行饮食控制，甚至过度饮食，就会使血糖升得过高，并且会对本来就分泌不足的胰岛组织产生不利影响，使胰岛功能更加减退，胰岛素的分泌更加减少，从而使病情进一步加重。所以，对糖尿病人要合理地进行饮食控制。

高血糖患者合理饮食的原则是营养平衡、饮食品种多样化，坚持低脂、低糖、高纤维素、低盐，保证蛋白质的含量，控制总热量，饮食结构合理，要禁酒及禁甜食。要根据自己的实际情况以及血糖值、用药的情况计算出每日所需的总热量及蛋白质、脂肪、碳水化合物量，然后折合成食物，使其合理地分配到各餐中，并参照患者的饮食习惯，制定出切实可行的食谱，并在应用过程中注意观察，必要时予以调整。

一般来说，休息的患者每日主食量200～250g；轻度劳动的患者每日主食量250～300g；中等体力劳动的患者每日主食量300～400g。总的来说，碳水化合物含量约占饮食总热量的50%～60%，提倡用粗制米、面和一定量杂粮，提倡多样化，不要单调。如感觉饿时，可多食含糖3%以下的蔬菜，如菠菜、油菜、大白菜、小白菜等，黄瓜、西红柿、芹菜多吃亦无妨，一般一日要吃500g以上。但含糖类多的食物如山药、芋头、马铃薯、白薯、藕、蒜苗等应禁食。

对于副食类食物，如果没有合并肾病的糖尿病人要选择含蛋白多的食物，如大豆，每100g中含蛋白质36g，100g瘦肉中含蛋白质18g，1个鸡蛋含蛋白质6g。豆类制品含蛋白质丰富，与动物蛋白如瘦肉、鱼、鸡、鸭、牛奶搭配起来吃最好。蛋白质在体内也会转化为葡萄糖，但是很慢，如果在临睡前加吃这些含蛋白质的食物，还可以防止药物引起的半夜低血糖。

对合并冠心病、高血压、高血脂、脑血管病者，应食用低胆固醇食物，禁用动物脂肪。食用油最好用植物油，以不超过18g为宜。食盐不超过6g。

糖尿病患者要少吃多餐，一日至少要吃三餐，吃饭要定时定量，在每日活动不变的情况下，饮食中的主食，包括主食和副食的比例和数量应基本稳定，要在一日的几餐中加以合理地分配，避免因随意增减而引起血糖波动。

大部分患者由于需要服用降糖药或是应用胰岛素来降压，或是因为体力活动过多，都易发生低血糖现象，因此，患者除了正常的早、午、晚三次正餐外，还应有2～3次加餐，这样可防止低血糖的发生。不过，需要指出的是，加餐也要包括在总热量的控制之内，可以适当地从正餐中均出25～50g主食作为加餐，也可以吃一些牛奶、豆腐干等低血糖的食品。

糖尿病人还要在科学合理饮食的基础上，每天的水要喝够，不要等渴了才暴饮。

饮食疗法是各型糖尿病的治疗基础，是糖尿病最根本的治疗方法之一。不论糖尿病属何种类型，病情轻重或有无并发症，是否用胰岛素或口服降糖药治疗，都应该严格进行和长期坚持饮食控制。

## 2. 高血糖防治有“高招”

控制高血糖，最有效、最稳妥的办法莫过于用饮食来控制了。用饮食的方法来控制高血糖，要注意以下的几个原则：

**控制总热量**

要根据病人的营养状况、体重、年龄、性别和体力活动情况来确定总热量，原则是使病人的体重略低于或维持在标准体重范围内。一般情况下，每日摄入热量在 1500～1800kcal，胖人宜减少到 1200～1500kcal。其中碳水化合物占总热量 60%左右，相当于主食 300～400g。粗杂粮中的糖类分解较缓慢，适于糖尿病人。

**膳食纤维和维生素要充分**

维生素和无机盐是调节生理功能所不可缺少的营养素。病情控制不好的患者，易并发感染或出现酮症酸中毒，所以，要注意维生素及无机盐的补充。补充 B 族维生素，包括维生素 $B_{12}$ 可改善神经症状。粗粮、干豆类、脂肪类、蛋类、蔬菜类含 B 族维生素较多。维生素 E 可防止微血管病变。膳食纤维能延缓糖的吸收速度，具有降低血糖和改善葡萄糖耐量的作用。因此，主张在糖尿病饮食中应增加食物纤维量。建议糖尿病患者多用一些富含膳食纤维的食物，如蔬菜、粗粮、杂粮等。一般来说，糖尿病患者最好保证每天的膳食纤维摄入量为 25～30g。

**合理食用脂肪**

糖尿病容易并发高血压和高血脂，使脑血栓、脑梗塞、心绞痛、心肌梗死等大血管并发症增多。为防治这些并发症，必须合理地选择和使用脂肪。高血糖患者饮食中脂肪所提供能量应占总能量的 25%～30%。原则是应限制饱和脂肪酸的摄入。富含饱和脂肪酸的食物如肥肉、牛肉、羊肉、猪油、奶油等动物性脂肪，应尽量少用或不用。植物油如豆油、花生油、芝麻油、菜籽油等多含不饱和脂肪酸，椰子油例外，但可适当选择食用。另外，像花生、核桃、松子仁、榛子等脂肪含量并不低，最好少食或不食用。为减少不必要脂肪的摄入，建议常用蒸、煮、炖、拌、卤、汆等用油较少的烹调方法，而少用煎、炸等烹饪方法。

**多食低含糖量和血糖升高慢的食物**

在选择食物时要选择含糖少和血糖升高慢的食品，对稳定血压起到关键性的作用。而含糖多的食品进入胃肠后消化快，吸收率高，葡萄糖进入血液的峰值高；相反一般含糖少的食物，它们在肠胃中的停留时间长，吸收率低，葡萄糖进入血液的峰值低，下降速度快。通常豆类、乳类是血糖升高慢的食物，而谷类、薯类、水果中的糖含量较多。

蔬菜是低血糖生成指数的食物，特别是叶茎类的蔬菜，因为碳水化合物的含量不超过 6%，且富含膳食纤维而对血糖的影响小，因此平常应该多食。

## 3. 糖尿病人饮食宜忌

**糖尿病人宜吃的食物：**

**五谷杂粮** 如莜麦面、荞麦面、燕麦面、玉米面等富含维生素 B、多种微量元素及膳食纤维的主食，长期食用可降低血糖、血脂。

**宜食含糖低的蔬菜** 如韭菜、西葫芦、冬瓜、黄瓜、西红柿、青椒、茄子；黄瓜、西红柿含糖量低，既可做蔬菜，又可当水果吃。

**宜吃含钙的食物** 缺钙会促使糖尿病人的病情加重，宜吃如虾皮、海带、排骨、芝麻酱、黄豆、牛奶等富含钙的食物。

**宜食富含硒的食物** 硒与胰岛素调节糖代谢的生理活性类似。如鱼、香菇、芝麻、大蒜、芥菜等富含硒，它们能降低血糖、改善糖尿病症状。

**宜食富含维生素 B 和维生素 C 的食物** 补足这两类维生素，有利于减缓糖尿病并发症的进程，对减轻糖尿病视网膜的病变、肾脏病变有利。如鱼、奶、白菜、豆类以及芥菜、甘蓝、青椒、鲜枣等含量较高。

此外，苦瓜、洋葱、黄鳝等对病人多饮、多食、多尿症状有明显的改善作用，有降低血糖、调节血糖浓度的功能，适宜多吃。

**糖尿病人不宜吃的食物：**

**不宜吃各种糖**　如砂糖及各种糖果、奶糖、巧克力糖、水果罐头、酱、冰淇淋、甜饼干、甜面包及糖制品的各种糕点及蜜饯食品、蜂蜜、藕粉等，因为这些食品含糖很高，食用易出现高血糖。

**不宜吃含高胆固醇的食物及动物脂肪**　如动物的脑、肝、心、肺、腰、蛋、鱼子、肥肉、黄油、猪牛羊油等，这些食物易使血脂升高，易发生动脉粥样硬化。

**不宜吃含脂肪多的食物**　如花生、瓜子、葵花子、核桃、油条、油煎蛋等含有油脂多，肥胖者不宜食用。

**不宜吃含碳水化合物高的食物**　如马铃薯、山药、芋头、蒜苗、胡萝卜、藕等，易增加血糖，需增加时要减少部分主食。其他如粉丝、团粉、含淀粉多的食物应禁用。

**不宜饮酒**　酒精能使血糖发生波动，空腹大量饮酒时，可发生严重的低血糖，而且醉酒往往能掩盖低血糖的表现，不易被发现，非常危险。

糖尿病患者可以用粗杂粮与细粮搭配食用，可用豆腐及豆制品代替部分肉类、动物性食品，可用蔬菜作为充饥的食品，特别是含水分高的叶茎类、瓜果等，除了病轻者外，宜吃干不宜吃稀。

糖尿病患者在出席宴会进餐时，要认清哪些是自己可以吃的，不可以吃的要注意避免进食。还要根据平时自己的经验估计其体积和数量，注意不要多吃，要吃适量的主食，如瘦肉类、豆制品，可多吃些新鲜的蔬菜。尽量不选用油炸的食品、甜点等，以喝矿泉水来替代甜饮料。

## 4. 高血糖病人的饮食误区

饮食治疗在糖尿病的治疗中占有非常重要的地位，但患者对于饮食治疗存在种种误区，在不知不觉中摄入过多的热量，容易使饮食控制失败，且易引发各种的并发症。因此，要了解饮食治疗中存在的各种误区，可以帮助患者正确地进行饮食控制，从而使血糖控制在理想水平，减少糖尿病并发症的发生。常见的饮食治疗的误区有以下几个方面：

**误区一：主食摄入越少越好**

有不少的患者，因为要控制热量，这也不敢吃那也不能吃，特别是刻意少吃主食，认为控制了主食也就等于控制了饮食，饭吃得越少对病情的控制越有利，甚至把主食控制在 50g 的水平。殊不知，主食（碳水化合物，包括米、面、玉米、糖类）虽然是餐后血糖升高的主要来源，但它也是机体摄取能量、维持正常新陈代谢的主要来源。如果主食摄入过少，就会造成能量不足，导致蛋白质、脂肪过度分解，造成营养不良，就会发生低血糖、酮症酸中毒等后果，同样对人有害，甚至往往合并其他疾病，在多重打击下，生命就会随时面临威胁。其实，患者需要控制的是总热量的摄入和含热量较多的脂肪，糖尿病患者每餐都要进食一定量的主食，而主食中的复合碳水化合物，升血糖的速率相对比较慢，在适当的范围内反而应增加主食的摄入量。一般情况下，每天摄入的碳水化合物应占全天总热量的 50%～60%为宜。

**误区二：为了限食，不吃早餐**

糖尿病人中（尤其是老年人），不少人都不吃早餐，或早餐仅吃牛奶、鸡蛋，不吃主食，以为这是限制热量的好办法。其实这是错误的。由于糖尿病患者自身胰岛素分泌绝对或相对不足，不仅要求限制每天的总热量，而且更要限制每餐的热量，后者比前者甚至更重要。所以三餐的热量必须平衡，以减少每餐热量摄入。有条件者还可在三餐之外加餐两次（上午 9：00 时、下午 15：00 时），以使每餐主食少于 100g。而不吃早餐者午饭和晚饭必然增加，这好比一匹病马拉不动满车，可拉半车，却可多跑两次，万不可少跑一次而增加每次的重量。

**误区三：少吃主食，多吃肉，多吃油**

一些老年患者认为只需控制主食，其他蛋白质和脂肪无需限制，或者是为了少吃主食而又不饿肚，不少病人便想出多吃肉类、花生等油类食品的办法，以代替减少的主食量。糖尿病患者多伴有脂肪代谢紊乱，故应予低脂饮食（占成人总热量的 20%～30%），蛋白质占 10%～15%。在谷物和肉类中已含有足够的脂肪，特别是又另外摄入油脂类的食物，这样做就

使摄入的热量过多，而且摄入过多的脂肪易并发高脂血症，导致饮食控制失败。因此，病人不应特意进食花生、油条等富含油脂的食物。烹调用油应限制在每日 20g 以内，而且宜用植物油，不用动物油。

**误区四：降糖食品可治愈糖尿病**

随着糖尿病人的增多，目前市面上也出现了许多针对糖尿病人的食品，一些人认为吃了这些食品后就可以不用降糖药了。相关资料表明，这些食品一般含较多的植物纤维和果胶，其特点在于供热低，延缓胃排空，使餐后血糖无明显上升，但并非治愈糖尿病，仅起辅助治疗作用。另外，如果长期单一服用这些食品，容易导致营养不良。

**误区五：进食无需定时、定量**

长期进餐时间的无规律容易导致血糖的波动，从而会加速并发症的产生。此外，在强调定时的同时，还要注意定量，每天摄入的热量要一致，这也是维持血糖平稳的因素之一。

**误区六：重主食而轻副食**

虽然主食是血糖的主要来源，应予以控制，但是副食中的蛋白质、脂肪进入体内照样有一部分也可变成血糖，成为血糖的来源。蛋白质和脂肪在代谢中分别有 58％和 10％变成葡萄糖。这类副食过多，也可使体重增加，对病情不利。因此，除合理地控制主食外，副食也应合理搭配，否则照样不能取得预期效果。

**误区七：零食无需控制**

有些糖尿病患者或因饥饿等原因有吃零食的习惯。瓜子、花生等是含油脂及热量较高的食品（25 粒花生米就相当于 25g 馒头），且更不易被人所警惕，若不加节制，任意食用，会超出总热量的范围，同样令饮食控制失败。因此，干果是一定要限制的，如果算到主食里，适当地吃一点还是可以的，尤其是合并高脂血症的人干果一定不能吃。

**误区八：咸的或是无糖食品，可以多吃**

有些患者认为在控制了主食后，认为咸的或是含有甜味剂的食品（以甜味剂代替蔗糖）以及糖尿病人专用食品（以高膳食纤维的粮食，如荞麦、燕麦，消化吸收时间延长），则不用控制或是食用量可以多于普通的食品。这些患者认为只要不吃甜食，而咸的面包、咸饼干以及有代糖甜味剂的食品可以放心地食用来充饥而无需控制。其实，这些食品都是粮食做的，都含有淀粉，在体内一样可以转化为葡萄糖，进而导致血压升高。这些食品可以作为调剂口味的食品，用以提高生活乐趣，可以在控制好总热量的范围内适当地食用。

**误区九：饮食增加后，只要加大用药量就行**

有患者认为在多吃了食物，只要加大用药的剂量，就可以相互抵消。有些人不能忍受饥饿而多吃饭，但又自行在原来的用药的基础上加大用药的剂量。这样做只能导致饮食控制的失败，又加大了胰岛素的负担，增加了低血糖和药物的毒副作用的发生，对于病情的控制十分不利。

**误区十：用了胰岛素，饮食可增加**

对胰岛素依赖型糖尿和营养不良的糖尿病病人，应用胰岛素控制血糖后，可酌情增加饮食，以改善病人的发育和代谢。但大部分继发性磺脲类药失效的糖尿病病人则不应在用胰岛素改善血糖指标后，就以为自己可以多吃一点了。胰岛素用量随着血糖量的增加而增加，病人体重不断增加，而肥胖恰恰是病人产生胰岛素抵抗的重要原因，从而给治疗带来困难。所以，任何治疗条件下对饮食治疗的放松都是错误的。

## 5. 空腹喝粥要改进

粥作为一种流质的食物对病人是有利的。但有一些糖尿病患者却害怕喝粥，是因为喝粥容易引起血糖的波动。其实只要掌握住喝粥的方法，糖尿病人是完全可以喝粥的。正确的喝粥方法应该是在喝粥前先吃点儿食物，然后再喝粥。空腹喝粥的做法应该避免，这样做容易引起血糖的波动。因为粥和米饭的最大区别在于，粥在经过反复的加热之后，使米里面的碳水合化合物——多糖转变成多糖的次级代谢物，这种物质叫糊精。因此，粥里面的糖分的吸收率要比单纯的米饭要高，这是不宜空腹喝粥的原因。但是完全限制病人不喝粥也是不合适的，有不少的老年病人已经习惯了先喝一些粥后再吃饭。不过这个习惯需要改进，不妨先喝一点清汤来代替粥，做到干稀搭配，也是一种不错的方法。

## 6. “四注意”巧吃水果

水果香甜味美，但其主要成分是葡萄糖、果糖、蔗糖等糖类。一些水果如苹果、香蕉和芒果还含有一定量的淀粉，如果享用不当，可致使血糖升高，使病情出现反复。所以，糖尿病患者对待水果只能是望“果”兴叹了。

新鲜水果中含有丰富的维生素和矿物质，这些都是维持生命所不可缺少的物质，对维持正常的生理功能，调节体液渗透压和酸碱度起着重要的作用，又是机体许多酶及生物活性的组成部分。因此，适量进食水果有益于糖尿病的治疗。难道水果对于糖尿病患者真的是一种可望而不可即的奢侈品吗?

其实，水果对于糖尿病患者并不是不可逾越的“禁区”，只要把握一定的分寸，糖尿病患者还是可以在控制好血糖的同时享受到水果的美味与乐趣。

**注意一：掌握吃水果的火候**

不是所有的糖尿病患者都能吃甜的水果，只有病情稳定、血糖基本得到控制的患者才可以吃。一般说来，空腹血糖 7.8mmol/L 以下（140mg/ml），餐后 2 小时血糖在 10mmol/L（180mg/ml）以下，以及糖化血红蛋白 7.5%以下，病情稳定，不常出现高血糖或低血糖的患者，可以在营养师的指导下选用含糖量低、味道酸甜的水果。对于一些血糖高、病情不稳定的患者，只能选用含糖量在 5%以下的蔬菜、水果，像草莓、西红柿、黄瓜等。

**注意二：掌握好吃水果的时间**

糖尿病患者不是什么时候想吃水果都可以的，应该把握好吃水果的时间。吃水果的时间最好选在两餐之间，饥饿时或者体力活动之后，作为能量和营养素补充。通常可选在上午 9 时 30 分左右，下午 15 时 30 分左右，或者晚饭后 1 小时或睡前 1 小时。不提倡餐前或饭后立即吃水果，避免一次性摄入过多的碳水化合物，致使餐后血糖过高，加重胰腺的负担。

**注意三：选择水果的种类**

糖尿病患者不是什么水果都是“想吃就吃”的。在挑选水果的时候要格外的小心。一般来说，每100g含糖量在10g以下的水果，如青梅、西瓜、甜瓜、橙、柠檬、葡萄等，糖尿病人可以选用；含糖量在11～20g的香蕉、石榴、柚、苹果、橘、梨、芒果、荔枝等，要小心选用；含糖量超过20g的枣、红果，特别是干枣、蜜枣、柿饼、葡萄干、杏干、桂圆等含糖量较高，则禁忌食用。

**注意四：掌握吃水果的数量**

吃水果对血糖有一定的影响。在饮食的计划外再吃水果，会加重病情，吃水果要限量，不宜多吃。严格地讲，每天每个患者适宜吃多少水果都应该由营养师进行计算。但是一般情况下，血糖控制稳定的患者，每天可以吃150g左右含糖量低的新鲜水果。如果每天吃新鲜水果的量达到200～250g，就要从全天的主食中减掉25g，以免全天总能量超标。

每个人的具体情况不同，每种水果对血糖的作用也不一样。家中有血糖仪的患者如果在吃水果之前，以及吃水果后2小时测一下血糖或尿糖，对了解自己能否吃此种水果、吃得是否过量，是很有帮助的。

## 7. 多吃南瓜降血糖

南瓜是人们常吃的一种瓜类蔬菜。营养学家研究表明：每100g南瓜中含蛋白质0.7g、脂肪0.1g、碳水化合物4.5g、膳食纤维0.8g、钾145mg、钠0.8mg，还含有丰富的胡萝卜素和其他矿物质元素。另外，还含有胡芦巴碱、腺嘌呤、精氨酸等对人体有益的成分。从营养成分分析，南瓜中的热值比较低，400～450g南瓜的热值才与25g大米的热值相等，因而对肥胖型糖尿病患者来说更为适用。

南瓜中的钠含量极低，而钾含量较丰富，这对伴有高血压、冠心病的糖尿病人来说更是一种难得的好食品。南瓜中的胡芦巴碱、多缩戊糖等在人体内有调节免疫、延缓细胞衰老的功效，故有一定的保健作用。

南瓜含有大量的果胶、纤维素，与淀粉类食物混合时，会使碳水化合物吸收减慢，从而推迟胃排空的时间，并改变肠胃蠕动速度，使饭后血糖不至于升高过快。同时，果胶纤维素在肠道内形成一种凝胶状物质，使消化酶和碳水化合物能均匀混合，延缓肠道对单糖物质的消化吸收，从而使

血糖降低。

值得注意的是，糖尿病人在食用南瓜时也必须遵循食物等值交换的原则，要相应地减少主食摄入量。此外，南瓜虽有辅助治疗作用，但毕竟不能当作药物来治疗糖尿病，所以，不可将南瓜当作治疗糖尿病的一种手段。长期食用南瓜可使病人发生胡萝卜血症，表现为全身皮肤特别是手、脚掌皮肤黄染，但无其他不适症状，一般停食一段时间后会自行消退。患有胃病的人不宜大量食用南瓜。

食用南瓜只能是一项辅助保健措施，虽然南瓜吃起来较甜，但其中含有93%的水分，适量食用，对糖尿病患者是有利的。食用时，可将其热量计算入每日膳食的热量中去。一般来说，350g的生南瓜产生的热量约为90kcal，约等于25g主食产生的热量。

还要注意的是，不是所有的南瓜都适合糖尿病患者食用。不同品种的南瓜有不同的含糖量，一般而言，南瓜可分为两种：一种为扁圆形，外形似灯笼，是纯正本地南瓜，又称金瓜，含水分大，糖分少，味道差些；另一种为长圆形，外形似小木枕，又称加丝瓜，含糖多，水分少，味道较好，人们常买来作为蔬菜食用。作为糖尿病病人，应尽可能选择金瓜，少用加丝瓜。在全国食物成分表中，100g南瓜含碳水化合物的量各地检测结果从3.5～15.5g不等，可见不同地方、不同品种的南瓜有不同的含糖量，糖尿病人在选择的时候应该多加注意。

# 高血压的预防与食疗

## 1. 高血压病的饮食原则

高血压患者的饮食应遵守低盐、低脂、低热量、低胆固醇、高蛋白的原则，并注意饮食结构的合理搭配，多吃水果等含维生素高的食品，以素食为主，讲究清淡。

**1. 要控制能量的摄入**

为了控制能量的摄入，提倡吃复合糖类的谷薯类食品，如红薯、米、淀粉、面粉，特别是玉米面、小米、燕麦、荞麦等含的纤维较多，有利于促进肠胃蠕动，加速胆固醇的排出；要少吃葡萄糖、果糖及蔗糖，这类糖属于单糖，易引起血脂升高。

**2. 限制脂肪摄入**

过量地摄入饱和脂肪酸，对控制血总胆固醇和血压水平非常不利。所以，要控制动物脂肪的摄入量。脂肪的每日摄入不要超过50g。烹调时选用植物油，可多吃海鱼，海鱼含有不饱和脂肪酸，能使胆固醇氧化，从而降低血液胆固醇，还可延长血小板的凝聚，抑制血栓形成，防止中风，还含有较多的亚油酸，对增加微血管的弹性、防止血管破裂、防止高血压并发症有一定的作用。膳食要以清淡为主，尽量少吃或不吃肥甘厚味之品，使总脂肪保持在总热量的30%以下，具体措施是保持以植物油为主的食用油，减少含饱和脂肪较多的肥肉或肉类食品，如鱼油及富含亚油酸的油料（葵花籽油），有利于抗高血压、高血凝、高血脂、高血纤维蛋白原、高血小板活性的作用。

3. **适量摄入优质蛋白质**

高血压病人每日蛋白质的摄入量为每 1000g 体重 1g 为宜。每周吃 2～3 次鱼类蛋白质，可改善血管弹性和通透性，增加尿钠排出，从而降低血压。如高血压合并肾功能不全时，应限制蛋白质的摄入。一般的动物蛋白质和豆类蛋白为优质蛋白。中国营养学会建议我国成人每人每月摄入蛋类 1000g、肉类 1500g、鱼类 500g。

4. **注意增加钙的摄入**

钙对血管有一定的保护作用，又可降低血压，让高血压患者每天服 1g 钙，8 星期后发现血压下降，因此应多吃些富含钙的食品。我国居民普遍摄入不足，大部分人达不到我国营养学会建议的每日 800mg 的标准。因此，饮用牛奶是增加钙的有效措施。也可增加富含钙的其他食物如豆制品及鱼虾等海产品。含钙较多的食物主要有黄豆、葵花子、核桃、牛奶、花生、红枣、鲜雪里蕻、蒜苗、紫菜等。

5. **增加钾的摄入**

富含钾的食物进入人体可以对抗钠所引起的升压和血管损伤作用，可以经常食用。我国膳食普遍低钾，钠钾比值偏高，北方尤甚。在限盐的同时，增加钾的摄入是预防高血压的重要措施，造成缺钾的主要原因是北方人新鲜蔬菜、水果的摄入偏少所致。全国营养学会建议每人每月吃蔬菜 12kg（相当于每天 400g），水果每月 1kg。

6. **必须补充微量元素**

研究发现，老年高血压患者血浆铁低于正常水平，因此多吃豌豆、黑木耳等富含铁的食物，不但可以降血压，还可预防老年人贫血。微量元素在人体含量极少，但起着非常重要的作用。某些酶的组成和神经传递过程都离不开微量元素的参与，对血压的调节也不例外。如微量元素镉，能使血压升高，增加主动脉壁的脂类沉积；而微量元素硒，能增加主动脉前列环素的生成，从而降低血压；铬可能对心血管具有保护作用，而铜的缺乏可引起血管内壁损伤，血总胆固醇升高。所以，适当补充这些微量元素，对高血压的恢复十分有利。

7. **多吃新鲜蔬菜、水果**

每天吃新鲜蔬菜不少于 400g，水果 100～200g。它们含有较多的维生素和矿物质，特别是含有丰富的抗坏血酸、胡萝卜素和膳食纤维，对于改善心肌和血液循环有利；还可以加快胆固醇的排出，预防高血压的进一步发展。还应适当增加海产品的摄入，如海带、紫菜、海产鱼等。

## 2. 良好的饮食习惯很重要

有人说高血压是一种生活方式病。这句话很有道理。许多病其实都是由于饮食方式不科学造成的，所以保持一个良好的饮食习惯是很重要的。一般来说，高血压患者要注意养成以下的良好饮食习惯：

**定时定量，少吃多餐**

三餐要有节制，要定时定量，少吃多餐，饮食不宜过饱、过快，提倡“食唯半饱无兼味，酒至三分莫过频”，饭后适当活动。限制饮食，只吃七成饱并且适当地运动，有助于减轻肠胃的负担，保持理想的体重，对于控制血压和血脂的升高以及改善患者的自觉症状都很有好处。

**食盐要限量**

每日食盐的食用量应逐渐减至5g以下。它指的是食盐量包括烹调用盐及其他食物中所含钠折合成食盐的总量。适当地减少钠盐的摄入，有助于降低血压，减少体内的钠水潴留。

**限制高胆固醇食物的摄入**

对于高胆固醇食物，如动物的肝脏、肥肉、蛋黄、鱼子、乌贼鱼等。如长期食用这些食物，可导致高血脂症，使动脉内脂肪沉积，加重高血压的发展。

**饮淡茶、不吸烟、少饮酒**

烟中的主要成分尼古丁可使交感神经兴奋，导致周围血管收缩而致血压升高；酒中的主要成分酒精能使心血管舒缩功能受损，血管壁粥样硬化，易于发生高血压。高血压病人要加强自我控制，努力消除紧张情绪，放松肌肉，从而降低血压。

**多清淡，少油腻**

“三餐”特别是晚餐应少而清淡，除了食盐要少外，过量吃油腻食物会诱发中风。食用油要用含维生素E和亚油酸的素油。不吃甜食。多吃高

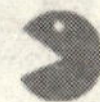

纤维素食物，如笋、青菜、大白菜、冬瓜、西红柿、茄子、豆芽、海蜇、海带、洋葱等，以及少量鱼、虾、禽肉、脱脂奶粉、蛋清等。

**多饮水**

天然矿泉水中含锂、锶、锌、硒、碘等人体必需的微量元素，煮沸后的水因产生沉淀，对人体有益的钙、镁、铁、锌等会明显减少，因此，对符合标准的饮用水宜生喝。茶叶内含茶多酚，且绿茶中的含量比红茶高，它可防止维生素 C 氧化，有助于维生素 C 在体内的利用，并可排除有害的铬离子。此外，茶还含钾、钙、镁、锌、氟等微量元素。因此，每天用 4～6g 茶叶（相当于 2～3 杯袋泡茶）冲泡，长期服用，对人体有益。

以上饮食方法，高血压病人若能落到实处，持之以恒，必会有益于健康。

### 3. 高血压患者的饮食宜忌

**碳水化合物食品**

适宜的食品——米饭、粥、面、面类、葛粉、汤、芋类、软豆类。

应忌的食品——红薯（产生腹气的食物）、干豆类、味浓的饼干类。

**蛋白质食品**

适宜的食品——牛肉、猪瘦肉、白肉鱼、蛋、牛奶、奶制品（鲜奶油、酵母乳、冰淇淋、乳酪）、大豆制品（豆腐、纳豆、黄豆粉、油豆腐）。

应忌的食物——脂肪多、胆固醇多的食品牛（猪）的五花肉、排骨肉、无鳞鱼、金枪鱼等、加工品（香肠）；猪肝、猪腰、鸭蛋都含有较高的胆固醇。

**脂肪类食品**

适宜的食品——植物油、少量奶油、沙拉酱。

应忌的食品——动物油、生猪油、熏肉、油浸沙丁鱼 。

**维生素、矿物质食品**

适宜的食品——蔬菜类（菠菜、白菜、胡萝卜、西红柿、百合根、南瓜、茄子、黄瓜）以及水果类（苹果、橘子、梨、葡萄、西瓜），海藻类、菌类宜煮熟才吃。

应忌的食物——纤维硬的蔬菜（牛蒡、竹笋、豆类），刺激性强的蔬菜（香辛蔬菜、芒荽、芥菜、葱、芥菜）。

**其他食物**

适宜的食品——淡香茶、酵母乳饮料。

应忌的食物——香辛料（辣椒、咖喱粉），白酒类饮料、盐浸食物（咸菜类、咸鱼籽），酱菜类、咖啡、人参（出现血压升高时，切勿食用；体质佳者亦不宜食用）。

## 4. 降压食物助降压

有一些食品是天然的“降压药”，平时注意适当进食有助于降压。

**黑木耳**　用清水将黑木耳浸泡一夜后，上屉蒸1～2小时，再加入适量冰糖，每天服一碗，可治高血压、血管硬化等。

**荸荠**　取荸荠、海蜇头（洗去盐分）各30～60g，煮汤，每日分2～3次服用，可治疗高血压。

**芹菜**　因高血压引起头痛、头胀的病人，常吃鲜芹菜，可缓解症状。

**葫芦**　将鲜葫芦捣烂取汁，以蜂蜜调服，每日2次，每次半杯至1杯，有降血压的作用。

**绿豆**　绿豆对高血压患者有很好的食疗作用，不仅有助于降压、减轻症状，而且常吃绿豆，还有防止血脂升高的功效。

**蚕豆花**　鲜蚕豆花60g或干蚕豆花15g加水煎服，可治疗高血压、鼻出血。

**西瓜皮**　取西瓜翠衣、草决明各9g，水煎服，可治高血压。

**莲子心**　莲子心有降压、强心作用，适用于高血压、心悸、失眠等症，用法是取莲子心1～2g，开水冲泡代茶饮。

**菠菜**　菠菜含有蛋白质、纤维素、蔗糖、葡萄糖、果糖和维生素B、维生素C、维生素D、维生素K、维生素P，可作为治疗高血压和糖尿病的药用食物。

**香菇**　研究证实，香菇可降低血内胆固醇。防止动脉硬化和血管变性，是防止心血管疾病的理想食物。

**牛奶**　含有羟基、甲基戊二酸，能抑制人体内胆固醇合成酶的活性，从而抑制胆固醇的合成。此外，牛奶中含有较多的钙，也可降低人体对胆固醇的吸收。

**生姜**　生姜内含有一种类似水杨酸的有机化合物，该物质的稀溶液是血液的稀释剂和防凝剂，对降血脂、降血压、防止血栓形成有很好的作用。

**海带**　海带内含有大量的不饱和脂肪酸，能清除附着在血管壁上的胆固醇。海带中的食物纤维能调顺肠胃，促进胆固醇的排泄，控制胆固醇的吸收；海带中钙的含量极为丰富，能降低人体对胆固醇的吸收，降低血压。海带中的不饱和脂肪酸、纤维素、钙的协同作用产生的降血脂效果极好，有很高的食疗价值。

**苹果**　苹果中含有极为丰富的果胶，能降低血液中胆固醇的浓度，还具有防止脂肪聚焦的作用。有报告指出，每天吃 1～2 个苹果的人，其血液中的胆固醇含量可降低 10％以上。

**燕麦**　燕麦中含有极其丰富的亚油酸，占全部不饱和脂肪酸的 35％～52％。维生素 E 的含量也很丰富，而且还含有皂甙素，可以降低血浆胆固醇的浓度。经过多年的临床研究证实，燕麦确有明显的降低血清总胆固醇、甘油三酯及脂蛋白的作用，并能升高血清高密度脂蛋白。

## 5. 限盐：防治高血压的第一步

高血压患者在饮食当中很重要的一项就是要注意适当控制食盐的摄入量，改变饮食“口重”的习惯。科学调查表明，食盐摄取量和血压值以及高血压发病率呈正比例，也就是说，摄入食盐越多的地区，发病率越高。反之，高血压的发病率就低。通俗点说，“吃得咸”或“口味重”是导致高血压的重要因素。

因为人体食盐过多，就会造成人体内水和盐潴留，从而导致血管变细，血管阻力加大，使血压上升，增加肾脏负担，造成排钠障碍，导致血压上升。而且，食盐过重，还可能会对抗降压药物，影响降压效果。

研究结果表明，在人群中约有20%的人就是由于食盐过量而患有高血压，这部分人医学上称为盐敏感者。食盐多者每日应逐渐减至6g以下，即普通啤酒盖去掉胶垫后，一瓶盖食盐约为6g。这量指的是食盐量包括烹调用盐及其他食物中所含钠折合成食盐的总量。正常人的每日只需要0.5～2g食盐，就可以维持生理活动的需要。世界卫生组织推荐每日6g是安全的，目前我国每人每日盐摄入量为12～20g，大大地超过了需要量的标准。

所以，为了自己的健康，就要通过一段时间（食盐量大者可以通过2～3年甚至3～5年的时间），把每人每天吃盐量严格控制在2～5g，即约1小匙。食盐量还应减去烹调用酱油中所含的钠，3ml酱油相当于1g盐。咸（酱）菜、腐乳、咸肉（蛋）、腌制品、蛤贝类、虾米、皮蛋以及茼蒿菜、空心菜等蔬菜含钠均较高，应尽量少吃或不吃。

这样就能够有效地减少食盐的摄入量，降低高血压的发病率。

## 6. 努力在饮食中控制体重

肥胖是高血压的发病原因之一，两者的关系密切。伴有肥胖的高血压病人若能有效地减轻体重，可以使血压下降，头痛、水肿、蛋白尿和呼吸困难等症状都得到缓解，血压也可能下降。因此，要充分认识超重、肥胖的危害性，伴有肥胖的高血压患者要通过饮食来有效地控制体重来防治高血压。

一般来说，轻度肥胖的高血压病人不必过分控制一日三餐的进食量，但要避免额外摄入食物，如点心、糖果及含糖饮料等。如果能够同时注意适当地参加体育运动，就可以达到每月减轻0.5～1kg体重的目的。中、重度超重者在积极参加适当强度的体育运动的同时，应严格限制高脂肪、高糖类的薯类、肥肉以及油脂多的干果等食物的摄入。除此之外，还要大大减少进食量，限制碳水化合物的摄入，可从每日减少100～150g的主食开始。食量大者，可以从每日减少150～250g主食开始。

为了避免病人在控制饮食的过程中，出现头昏眼花、四肢无力等症状，应适当增加优质蛋白质的摄入量。同时，多吃蔬菜和水果等低热量食

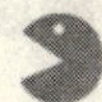

物。这样既可为机体补充充足的无机盐和维生素，又能减轻病人的饥饿感，还可防止发生营养不良。

减肥的另外一个方法是增加体力活动，来达到消耗多余热量的目的。通过这两种方法的配合预防，可以使人体摄入的热量小于消耗的热量，体重就容易减下来。关键是“吃饭适量，活动适度”。

总之，控制体重是一场持久战，切不能急于求成。如果体重减轻后即停止控制饮食或停止参加体育运动，体重会很快恢复到原来水平，甚至更胖，难以达到较理想的减肥效果。

## 7. 摄入蛋白质，多少宜适中

高血压病人每日蛋白质的量为每 1000g 体重 1g 为宜。每周吃 2～3 次鱼类蛋白质，这是低脂高蛋白的食物，可改善血管弹性和通透性，增加尿钠排出，从而降低血压。特别是海鱼类产品，含有丰富的不饱和脂肪酸，它可代谢为花生五烯酸，在环氧化的作用下转化为能降低血脂并减少血小板集聚而减低血液黏稠的成分，这样可以减少高血压的发病率，并减少高血压合并症的发病率。大豆蛋白有降低血液中胆固醇的作用，可防止高血压的发展。对于降压也有一定作用的优质蛋白食物还有鸡肉、脱脂牛奶、酸奶等。

但是物极必反。从蛋白质代谢的度来看，蛋白质作为升压因子的可能性并不能完全否定，蛋白类的分解可以产生一些具有升压作用的胺类物质，如酪胺、色胺、苯乙胺等。若肾脏功能正常，胺还能进一步氧化生成醛，如高血压合并肾功能不全时，上述胺变醛的过程就不能进行而导致胺的累积，因而完全有可能显示升压的作用，因此，又应限制蛋白质的摄入。原则上成人每日进食 80～100g 的蛋白质为宜，要根据自己身体的状况，做到不要过少也不要过多。

## 8. 多多关注橄榄油

科学家们曾经发现一个有趣的现象：地中海沿岸的国家，例如意大利、法国等，心血管病的发病率远远低于其他欧洲国家。

经过几年的研究，科学家发现这些地方的人大多都食用橄榄油，橄榄油的食用率竟然达到90％以上。科学家认定，食用橄榄油就是这些地方高血压发病率低的主要原因。进一步的研究表明，橄榄油中含有65％～90％的单不饱和脂肪酸，远高于其他食用油脂。它除了供给人体大量的热能外，还能调整人体血浆中高、低密度脂蛋白胆固醇的比例，食用橄榄油后，可以增加人体内的高密度脂蛋白HDL（好胆固醇）的平衡浓度，以保证人体对胆固醇的要求。而且还会降低血浆中低密度脂蛋白LDL（坏胆固醇）的浓度，以防止人体内胆固醇过量。

正是由于其独特的食用保健和美容价值，橄榄油被世界医学界和营养学界誉为“液体黄金”、“植物油中的皇后”。

有研究证明，食用橄榄油对于心血管病的早期预防是很有效果的，它能够降低心血管病的风险。同时，对于心血管病的二级预防也是很有效果的，能够防止冠心病的复发，有效地阻止血块和血小板的聚集。据研究，橄榄油能够预防富含脂肪的食物造成的血块凝集。

最新的研究表明：常食橄榄油，还能够起到防止骨质疏松、预防钙质流失，预防消化系统疾病、胆结石、心脏病、高血压、减少癌症发生以及降低血糖等作用。因此，高血压患者不妨用橄榄油代替一般的植物油，但总量应该控制在每日植物油用量的安全范围内。

## 9. 清晨饮水好处多

饮水与高血压有密切的关系。研究高血压的医学专家们研究发现，上午9～10时是高血压病人发病的高峰时刻。他们经过长期观察研究，终于揭出谜底：高血压的发作和饮水有关。

科学家指出，健康人每天需补充水1.5～2kg。然而，人们的饮水不是很规律的。一般来说，人夜间很少有饮水习惯，而人体新陈代谢并未停止。水分从呼吸道、皮肤、大小便等不同渠道大量散失，使体内水分减少，导致血液浓缩，影响血液循环，使人发生头晕、眼花、心悸。特别是患有高血压、脑血管硬化的老年人，饮水过少，会促使血液黏度的增加，

容易形成脑血栓。这种现象在上午 9～10 时左右尤为常见。因为这类病人动脉多半已经发生粥样硬化、血管狭窄，易使病人出现肢体麻木、乏力，甚至偏瘫。

食盐在血管中的沉积会与动脉硬化的发生有关，在清晨起床后马上喝一杯温开水，可以把前一晚吃进的盐分快速排出体外，有利于血液稀释，防止血管加速硬化，从而有利于预防动脉硬化、高血压。对于喜食干食，而又无良好饮水习惯的人，到晚年后发病率会相对较高。

防止高血压病在上午 9 时至 10 时左右的高峰期发作，最有效的办法是清晨补充水分，降低血液的黏稠度，有利于防止高血压的发作。

## 10. 高血压患者要科学进补

高血压患者能否进补，这是许多高血压患者所关心的问题。

有人认为，补品补药多数能使血压上升，对高血压患者不利，搞不好还会发生危险。其实不然，从中医的观点看，高血压病是由阴虚阳亢、阴阳两虚、肝肾阴虚、气血两亏以及心火上升等阴阳失调引起的。因此，根据“虚则补之”、“实则泻之”的原则，高血压病人也可通过进补来纠正人体的阴阳失调，调整机体的平衡，降低血压。只要牢牢掌握了“辨证施治”的原则，因人因征选择补品，就会收到较好的效果。

患者如果经常出现头晕、眼花、心烦失眠、口干舌燥、腰膝酸软等肝肾阴虚、肝阳上亢诸症时，可常用枸杞子、制首乌、桑寄生、百合、生地、罗布麻、麦冬、杜仲及阿胶等补肾滋阴平肝的药物，也可选用六味地黄丸、杞菊地黄丸、左归片、首乌片等滋阴清凉的中成药内服。食补可经常食用山药、木耳、芹菜等。

对于心火偏盛、用脑过度，出现心烦失眠、心慌心跳的高血压患者，可内服朱砂安神丸、宁心安神丸、补心丸等。

经常失眠头晕、健忘、面色苍白、神疲乏力等气血两亏者，可适量选用白术、黄芪、当归、炙甘草、远志、茯苓、木香等煎水内服；或党参、参芪膏等，每日 3 次，每次一汤匙，温开水冲服；也可用北芪 10g，党参 10g 炖瘦肉；或用龙眼肉适量泡茶饮等，如伴有贫血者，上述方法疗效更佳。

有条件者，还可适量服用生晒参。但必须注意，用参一定要用性质偏凉者，决不能用性质偏热者。同时，还要掌握收缩压最高不超过 22.6 kpa 者才能服用。

对女性更年期，因阴虚火旺而引起血压升高、头晕、面红、烦躁不安、便秘者，可选服杞菊地黄丸、六味地黄丸、大补阴丸及熟地、阿胶、黑芝麻、沙参、杜仲、葛根、胡桃肉之类的中药；也可用仙茅、仙灵脾、巴戟、知母、黄柏、当归各等份，煎成浓汁，每日 2 次，每次一汤匙温水冲服，有较好疗效。

此外，不论何型高血压，均可适当选服健身长春膏、洞天长春膏、双龙补膏等滋补性药物补益气血，调整阴阳，稳定血压。

高血压病人一般来说，不能服用人参、黄芪、肉苁蓉、鹿茸等大补药物进补，而适当服用补阴药，如龟板、鳖甲、枸杞、牛膝等，不仅对降压有好处，而且能缓解高血压病人头晕、目眩、耳鸣等症状，所谓“壮水之主，以制阳光”就是这个道理。

当然，如果病人兼有其他的征候，也不宜一味补阴，而应辨证施治。

必须指出，凡刺激性物品如烟酒、辛辣等品，易伤津耗津，对血压高者均有害，以不吃为宜；盐能吸附水分，加重心肾负担，宜少吃；滋阴之品、蔬菜、水果等对平衡血压有益，宜多吃。应从调整中枢神经，降低血压，改善体内胆固醇代谢，预防动脉硬化等方面考虑。对血压较高者，应配服降血压药物，如坚持服用副作用少的复方降压片，功效则更好。

体育锻炼如散步、打太极拳等均可进行。精神舒畅，饮食有节，劳逸适度等对协调阴阳、调整血压也有重要作用，必须重视。